元宇宙時代～

智慧牙醫的四堂半課

——從數位轉型到智慧學習

曾明清——編著

實踐共好的科技牙醫

李偉文

多年來總是期盼每個醫療院所，尤其是廣泛分布在全台灣每個鄉鎮地區的基層診所，都能成為守護環境、安定地方的重要力量。我們常說：「取之於社會，用之於社會。」這句話對醫療工作夥伴來說是提醒，也是責任。

因為我們每分收入，都是來自於我們居住當地的社區民眾，我們擁有的社會地位也是來自於民眾的期望，我們任何成就都必須根植於當地社會環境的完整與良善的發展。台灣傳統民間社會總是把醫師視為地方仕紳，這些地方領袖通常能夠發揮知識分子的本色，除了服務民眾之外，往往也是帶動社會進步的力量。

非常可惜的，情況到了今天似乎慢慢轉變了，醫療成了民眾眼中比較容易賺錢的行業，而醫師往往也埋頭忙於日常診療工作，很少能夠參與社會，甚至擔負起引領社會邁向未來的責任。

幸好牙醫界裡有曾明清醫師，有人形容他是位擁有赤子之心與俠士風範的牙醫。我想，赤子之心指的大概是那種如孩童般純真的單純意念，覺得只要是對別人好，對社會好的事情，就無視於別人眼光，持續做下去，俠士除了形容為公益努力的義氣之外，

更帶有具備高超武藝技能的意涵吧！

　　曾醫師數十年來，總是將醫病這個最古老的職業，不斷採用最先進的媒介，引領這個行業迎向未來的社會。不管是在上個世紀末就在電視新聞頻道製播「空中牙醫診所」這個衛教節目，也幫忙碌的開業醫師構思可以兼顧工作與生活的聯合門診模式，到了這個數位時代，更是創辦數位牙醫學院，用最新的科技，造福牙醫界。

　　曾醫師在臨床門診服務民眾之餘，還能不斷努力進修，並且總是毫不吝嗇地分享給大家，如今他將畢生學習心得集結成冊，讓我們可以跟著他迎向新時代，在此也謹向這位實踐共好的科技俠醫致上最大的感謝。

（本文作者為湯城牙醫診所負責人、
荒野保護協會榮譽理事長、
公共電視董事）

推薦序 願其宏願 得以圓夢

姚振華

作者曾明清醫師，與我關係匪淺，也很有緣份。是我認識朋友中十分另類的一位，給我的第一印象是「牙醫界稀有的經營人才」！

1955 年「中華民國社區牙醫學會」成立之初，他就毛遂自薦，願意擔任學會的秘書長。懇談後，果然不是一般印象中的牙醫師。他所擁有的創意與經營理念，可說是令人刮目相看！

直到十年後，他進入台北醫學大學醫務管理研究所，攻讀碩士學位。主修的課程是關於牙醫聯合執業（group practice in dental clinic）方面的探討，我再次與明清結緣，擔任他的指導教授，更了解他的用心與專注。

平心而論，曾醫師的身體稱不上強壯，甚至還有些令人擔心。但其內心堅強的毅力與衝勁，卻從不落人後！

在我擔任台北市牙醫師公會理事長任內，他與奚臺陽理事長，都是口腔衛生領域的幹才與標竿。之後，他創辦 OHI 網路學堂，更讓他深入了解數位工具的重要及未來趨勢，對牙醫師的進修學習、業務與研究，以及數位學習都是不可或缺的媒介與工具。乃至於 2010 年創立「台灣牙醫數位學習學會」（TADEL），擔

任創會理事長，在其任內，不斷的努力與創新，令人感佩！

在本人擔任中華牙醫學會口腔衛生委員會，於 2019 年編著《現代牙科公共衛生學》一書，擔任總編輯時，特邀請明清理事長提供數位學習相關的先驅科學論述，增光不少，廣受歡迎。

今曾明清理事長即將出版《元宇宙時代～智慧牙醫的四堂半課——從數位轉型到智慧學習》一書，論及牙醫界未來的發展、智慧學習的方法、牙醫師的生涯規劃與創立 DMBA 牙醫經營管理學院願景，這些議題與構思，令人折服！願其宏願，在有心人的推薦、協助、參與及實踐下，得以圓夢！

（本文作者為台灣牙醫數位學習學會榮譽理事長、國防醫學大學教授）

推薦序 士雖有學 而行為本

奚臺陽

欣聞校友、老友及「台灣牙醫數位學習學會」創辦人曾明清醫師，即將出版其畢生專業匯總之《元宇宙時代～智慧牙醫的四堂半課》一書，臺陽有幸受邀為之寫序，內心至感祝福與感動。

臺陽與曾醫師相識大半生，我倆還同月同日（不同年）生，相當有緣。多年來，相互參與過彼此的人生大事，包括結婚、創業及生子等，並一起參與郭志鵬老師的「心靈成長」學習課程，多年至今，可說是共同攜手精進的人生戰友。

曾醫師不但是位專業、認真又親切的牙醫師，還以非比尋常的智慧、創意、能力及毅力，開創許多另類的驚人事蹟及事業。（臺陽過去所投入的環保及反毒志業，與之比較，也只能說是瞠呼其後了）

曾醫師投入發展數位學習及醫務管理的過程中，付出相當多的時間、心力、精神和財力，有時難免會遇上財務缺口的問題，也曾挫折、艱辛、苦惱、徬徨，甚至求助，當然也免不了遭受來自家庭和診所經營的壓力和困難。我曾經問曾醫師，為什麼要付出這麼大的代價呢？

曾醫師回答，身為開業的牙醫師，非常瞭解診所開業所將面臨的難題，比如財務、經營，甚或行銷、管理等等。眼見優秀的牙醫師同行們，在一週之內已經辛苦工作六天，但往往為了跟上牙醫學的進步，還要不斷地在週末上課學習，不只付出金錢、時間，更得犧牲寶貴的家庭生活。尤其是，在牙醫雜誌上看到為文披露：「牙醫師的平均壽命為 63.5 歲」，心中更是不忍。

於是，曾醫師發心發願，期許朝「牙醫數位學習」發展，讓牙醫界同行們都能在家中隨時隨地學習，得以「維持牙醫師們該有的家庭生活」。聽聞他這一番熱心、奉獻、付出的心願，令臺陽及熟識曾醫師的牙醫師友人都非常的感動和欽佩。

在這本《元宇宙時代～智慧牙醫的四堂半課》專書之中，曾醫師鉅細靡遺地將從牙醫系畢業生起，到進入牙醫師終身職業生涯，不論是受聘或開業，所必須具備的全套完整 Know-How，均網羅俱全、系統整理……。當瞭解、吸收且實踐本書豐富而精實的內容，必將可以在工作上、生活中避開各種風險、壓力，少走冤枉路，成為順利成功、快樂圓滿的牙醫師。也唯有如此，才不

枉費諸多以最高分數進入牙醫學院，又矢志為民眾服務的牙醫師同業們的自我期許和社會責任。

「戰雖有陣，而勇為本；祭雖有儀，而誠為本；士雖有學，而行為本」。藉此書之序，誠願全國牙醫同行朋友們，一同學習前進，共創台灣優質的牙醫環境。

（本文作者為台灣牙醫數位學習學會第三屆理事長）

推薦序 立言出書 嘉惠同業

郭志鵬

　　和明清有 30 年的師生情誼，從學員、朋友到知交，這個緣份彌足珍貴。

　　明清是非常資深的牙醫院長，在專業領域中隨著時代精進，除牙醫診所一般診療，舉凡牙齒美白、植牙及國際證照的引進，無時無刻不忘以奉獻牙醫界及服務患者為志業。

　　我曾說過，牙醫師為患者拔牙是慈悲心：慈是予樂、悲是拔苦，明清依願奉行。

　　明清不願只當牙醫師，更而發大願，創建「OHI 數位牙醫學院」，提供教育與訓練平台，結合並影響眾多優質牙醫師，希望本著予樂與拔苦的慈悲心懷，能更廣大的解除病患牙痛之苦，以此為志業，發宏願，只用心耕耘不問私益，腳踏實地，有如：手把青秧插滿田，低頭便見水中天，身心清淨方為道，退步原來是向前。

　　如此發宏願立大志，一路走來，我一直希望明清能早日實現屬於自己燦爛的星空。

　　明清的好學，與一般牙醫師不同，他的才華不衹是在牙醫專

業領域展現，我開設的「敏感度訓練」、「與生命有約」、「建立成功習慣」與「個別諮商輔導」等心靈課程，他都一一不缺席，不止能詮釋課程的內涵深義，還能舉一反三，把牙醫事業和家庭生活分際清楚，難怪就有了「上班是為了下班」的智慧意境。

　　欣逢明清立言出書，融合牙醫新世代，掌握時代脈動，兼顧老中青三代牙醫的生涯規劃，編著《元宇宙時代～智慧牙醫的四堂半課——從數位轉型到智慧學習》，我祝賀這本大作能嘉惠台灣牙醫界，並擴及亞太、國際，成為名著，我樂予為序。

（本文作者為心傳管理顧問有限公司董事長、
澄漾設計行銷公司董事長）

勇於追求夢想 永不放棄

梁榮茂

智慧牙醫的四堂半課

　　我生長於新竹客家庄，生性耿直勤儉，好學深思，志趣甚廣，不管風聲雨聲讀書聲，家事國事天下事，全部入耳，通通關心。實則，我參與過許多政治、社會、文化與客家運動。因此，從事教育工作數十年，如何做好教育工作和振興客家文化，是我著力最深的議題。我的外甥曾明清醫師，所學與我不同、術業各有專攻，不過，他熱衷推廣牙醫教育，希望提升台灣牙醫界的整體素質與能力，同時秉持客家硬頸精神，勇於追求夢想，永不放棄，與我並無二致。

　　韓愈《師說》：「古之學者必有師。師者，所以傳道、授業、解惑也。」我在大學教書期間，乃至退休後積極推廣客家文化，一直用這樣的態度去教導學生、宣揚理念。而今，欣聞曾醫師要出版《元宇宙時代～智慧牙醫的四堂半課──從數位轉型到智慧學習》一書，我非常高興，因為他出書的目的，也是為了傳道、授業、解惑──希望傳承台灣優質的牙醫技能與知識，這種不藏私為公益，要把金針度與人的佛心善念與高尚情操，值得嘉許；就如同我致力於保存、發揚客家文化一樣，既是刻不容緩的要務，更是意義深遠的職志。

　　這本書的副題是「從數位轉型到智慧學習」，這智慧二字可

用「形而上者謂之道」來比擬，數位二字則可用「形而下者謂之器」來形容。這中間的差別與意義各是什麼呢？簡單來說，智慧不受時間、空間的限制，放諸四海而皆準，而數位則是與時俱進，隨著科技的進步而推陳出新，不斷產生新的學習工具和方法。

所謂「工欲善其事，必先利其器」，我今年八十五歲有餘，談到數位學習，自然不如年輕的「數位原住民」，但是，我深知數位學習在現代的重要性，因此會鼓勵我的學生、後輩，好好利用數位工具、認真學習。然而，更重要的是，要把握住學習的精義與智慧，在於「博學之，審問之，慎思之，明辨之，篤行之」，我想這本書特別強調從數位到智慧，應該就是曾醫師專注數位牙醫數十年的心得總結吧！

古云：「行百里者半於九十。」我的外甥曾明清醫師囑我為《元宇宙時代～智慧牙醫的四堂半課——從數位轉型到智慧學習》題序，謹以「勇於追求夢想，永不放棄」相贈，並深信他必能築夢踏實、終底於成。

（本文作者為前財團法人寶島客家廣播電台董事長、
前台灣大學中文系教授、前總統府國策顧問）

推薦序 牙醫界的先驅

蔡政峰

　　台灣有很多口腔醫務管理的傑出人才，也有眾多院長將牙醫診所經營得有聲有色，但能夠將牙醫診所的經營管理學理化、願景化，同時長期耕耘並將之企業化的，曾明清醫師無疑是第一人。

　　當牙醫界還沉浸在健保所帶來的經濟大餅當中，曾醫師率先提出 OHI 口腔衛生資訊平台，在隨之而來的數位浪潮中，曾醫師又成立數位學習學會，打造牙醫數位學習平台，成為雲端學習的先驅，在疫情下，更顯出其前瞻性。

　　近年來，曾醫師更致力於牙醫經營管理實務的學理探討，運用其知識管理的長才，跨足智慧科技領域，同時成立「DMBA 牙醫經營管理學院」，提供牙醫院所經營管理服務，也將其多年在牙醫院所經營管理的知能學養，匯集為《元宇宙時代～智慧牙醫的四堂半課──從數位轉型到智慧學習》一書，可謂牙醫界之大幸，必能造福全國牙醫同行，特此推薦。

（本文作者為台灣口腔醫務管理學會理事長）

推薦序 走在時代前端的遠見

謝尚廷

成立 ABC 牙醫聯盟，最早的初衷是以病人為出發點，在意病人所在意，因此大力提倡「五感」體驗，要讓病患無壓力看牙，在醫病實務上做出了特色。三十年前從美國回來，創業前就去拜會曾明清學長，當時他的經營理念已經令我驚豔，後來 ABC 的管理也都深受曾明清理事長的影響。

回想我創業迄今，轉眼二十多年過去了，ABC 牙醫聯盟在台灣已經有 13 家分院，超過一百位醫師，海外也有 14 個據點。而曾明清學長鑽研經營管理、倡導數位學習，也始終不改其志，除了在 2010 年成立台灣牙醫數位學習學會，是台灣倡議數位牙醫的先驅之外，最近更著書立說，出版《元宇宙時代～智慧牙醫的四堂半課——從數位轉型到智慧學習》，希望透過有效的智慧學習力，以提高台灣牙醫整體的管理力與服務力，識見宏遠，令人敬佩！

十二年多前成立的台灣牙醫數位學習學會，是明清兄登高一呼、牽朋引伴、奔走四年的成果，他並出任第一屆理事長，我忝為常務理事，跟著學長一路學習成長。我記得，曾理事長在當年 4 月 18 日成立大會致詞時強調，數位學習除了可以化整為零，有效率地進行深造外，更可以永久保存大師智慧，對於教學雙方，

都有很大的助益，學會現階段的運作目標，在於導入「混成式學習法」，即透過二種以上不同的教學方法或媒材進行學習，特別是遠距學程的運用，如電視、網路、視訊會議等數位技術，輔助傳統課堂學習，進行更有效率的訓練。

最近兩年來，新冠疫情肆虐全球，為了防疫和安全起見，遠距學程、視訊會議變成了必然且必要的常態，這時候想起明清兄當年的這席話，不得不更加佩服他走在時代前端的遠見。尤其是，這些年來，我和 ABC 牙醫聯盟的夥伴們共同努力，打造了橫跨台灣、大陸、日本、澳洲等國內外數十家診所的聯盟，更深深覺得數位學習、數位管理的重要性。

也因此，當明清兄邀我為《元宇宙時代～智慧牙醫的四堂半課　　從數位轉型到智慧學習》作序時，我不僅欣然同意、馬上點頭，還要站出來大聲予以肯定，甚至要極力推薦這本書：它既是明清兄十多年的智慧結晶，更是牙醫界追求進步、提高品質必讀的一本書。

（本文作者為 ABC 牙醫聯盟總院長、
中華民國牙醫師公會全國聯合會理事長）

書中自有黃金屋

羅士傑

　　曾明清醫師是我心目中北醫牙醫系的偶像學長，他不但建立了亞洲區最大牙科教育雲事業，也開啟了台灣牙醫界先進傳承牙科教育智慧的先河，引領台灣年輕牙醫及莘莘學子一條光明的前途，我也是其中受益者之一。在曾明清學長的帶領下，感動並鼓舞了更多牙醫界菁英熱情分享所知所學，不僅造福無數的牙醫學弟妹們，更重要的是，讓更多的普羅大眾得到更多的口腔照護，直接改善了國人的健康與生活品質。

　　曾明清學長在北醫的學生時代就滿腹理想，執業之後，便思考如何透過正確的口腔衛生教育來服務大眾，同時在台灣網路時代與日俱進時，利用網路線上教學來服務牙科同業，OHI 數位牙醫學院（OHIDDI，www.ohi.com.tw）也因此應運而生。OHI 數位牙醫學院既是台灣牙醫線上教育平台，也是第一且唯一的品牌，整個平台架構除了擁有強大垂直整合牙醫產業的能力之外，也做到了可以跨科系的水平整合能力（包含中醫、西醫、護理師、藥劑師……等其他專科醫學體系），而這正是目前在台灣醫界最需要的醫療數位化能量。

　　受到曾明清學長的感召，我毅然決然成為醫療創業者，期待以前瞻跨科來整合健康服務；創兆生技的理念跟隨著曾明清學長的腳步，希望帶領台灣醫界走出屬於自己的國際舞台；台灣醫療技術精湛領先，排名大概是全世界第三，而且也有領先的科技 AI 資源。但醫療與高科技的高端人才，往往因思維邏輯不同而很難整合，曾明清學長和我想要實現的共同理想，就是讓這兩類「平行世界」的人才與資源能夠「強強聯手」──整合醫療與科技，進而產生最大的爆發性成長──藉由前瞻概念及跨不同醫療科別的整合治療，並在 AI 數據中台的支援之下，創造數以兆萬計的可能性。

　　在牙科智慧醫療方面，台灣醫療院所的下一步，應該是要發展以醫療數據中台及其建模後所衍生的商業模式。台灣麻雀雖小，卻擁有全世界最大的健保資料庫，也有很好的醫學影像系統及專業醫療資源和人才，因此，我們可以做一些大量的醫療診斷分析，透過彙整每天來自不同資料庫的醫學影像數據，

從事醫療大數據分析及建模，建構以終為始的「特殊醫療目的性建模」，大有機會做出特定剛需的醫療產品 IP（Intellectual Property）。

此外，台灣牙醫界需要在智慧醫療上做數智化的全面賦能，亦即透過大數據資料的收集與分析，協同 OPHI、CRM、儀表板、AI 客服等數智化軟體，搭配專業醫護線上／線下教育培訓平台、牙科醫院及診所經營管理支持、醫療從事人員薪酬績效管理等系統，來有效解決現階段口腔醫療診所經營管理及醫療人才培訓等大小事，讓醫師、醫療人員能把精力專注在醫療上，實現效益最大化。而這也是曾明清學長數十年來在台灣牙醫界持續關注，並身體力行的事。

不僅如此，在最近新冠疫情肆虐期間，曾明清學長籌組了「AI 數位牙醫」國家隊來共同防疫、抗疫，同時還將舉辦「數位牙醫師鐸獎」，更讓我無比的敬佩。

在得知曾明清學長即將出版新書一事，便極為期待，而後得到學長厚愛，能預先拜讀《元宇宙時代～智慧牙醫的四堂半課

——從數位轉型到智慧學習》的初稿，更深感榮幸。在耗費一段時間細細品味學長的文章之後，更加堅信：此書不但是每一位牙醫師必備的好書，更是每一位醫療工作者適合收藏的書卷，同時值得所有關心未來元宇宙發展的專業人士好好拜讀一番。我想，每位讀者在拜讀此書之後，必定會與我一樣有「書中自有黃金屋」的感受。

（本文作者為嶺先牙醫集團總院長、
創兆生物科技股份有限公司董事長、
禾創投資股份有限公司董事長、
IPEO艾培歐教育訓練中心共同創辦人）

願把金針度與人

曾明清

　　出版《元宇宙時代～智慧牙醫的四堂半課——從數位轉型到智慧學習》，是我執醫四十多年的心得總結，雖說因個人學疏才淺而希望能夠起拋磚引玉的作用，但內在熊熊的熱情驅使我，抱著「願把金針度與人」的心情，一筆一劃、一字一句寫就本書。

　　本書的副標題「從數位轉型到智慧學習」，是全書的脈絡，標題「智慧牙醫的四堂半課」，是全書的方法，其中的「半」堂課，則是全書精華之所在。

　　在揭曉「半」堂課的重要性之前，先來談談最近喊得震天價響的數位轉型。顧名思義，數位轉型的「數位」是利用數位科技達到商業目的，「轉型」則代表組織、文化、人才、流程、技術架構等都要改變，才能透過轉型應對數位經濟的挑戰和機會。

　　數位轉型有三個階段，一是數位化，簡單地說，就是把紙本、圖片等資料通通數位化；二是數位優化，比如說，在 COVID-19 疫情期間採用 Zoom 線上會議等；三是數位轉型，也是大量使用數位工具，以數位優化的資源，擴大使用到產品開發、服務流程、內部管理、商業模式等方方面面。

　　面對數位浪潮，數位轉型之於個人的學習進步、之於團體法人的未來發展，都是勢在必行的工作，甚至是必須迎頭趕上的課題。然則，要進一步深化數位轉型的工具性應用與效能，則有賴於個人或團體內化為智慧學習的職能或文化。

　　何謂智慧學習？意即學習者在智慧環境中依所需獲取學習資源，靈活自如開展學習活動，快速構建知識網路和人際網路的學習過程；智慧學習以發展學習者的學習智慧，提高學習者的創新能力為目標。

　　換言之，自我學習力與自我創新力，是智慧學習的根本要義。這也就是本書「半」堂課的核心精神，透過智慧牙醫的四堂課及書中半堂課的 QRcode，引導你去開發自我的學習力和自我的創造力。

　　四堂半的「半」字，就是要把另一半交給你，更精確地說，那度與人的金針，其實就在你的手上！

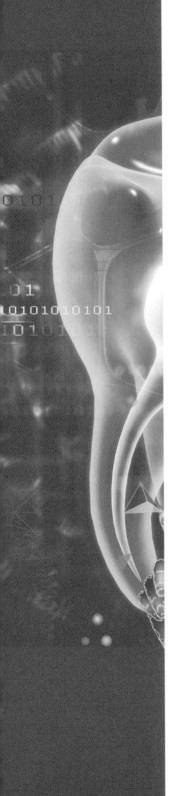

目錄

第一篇 2030 後的未來牙醫

第二篇 從數位轉型到智慧學習

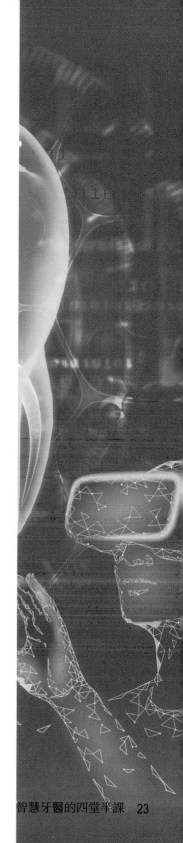

2030後的未來牙醫

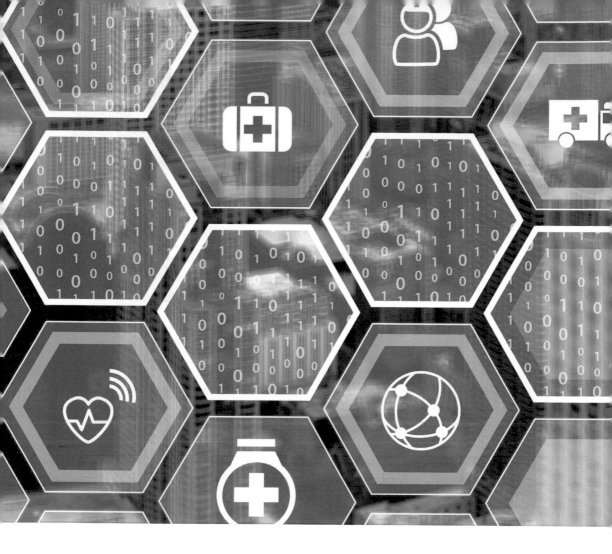

01 元宇宙時代的牙醫

　　元宇宙（metaverse）應該是 2021 年最時髦的詞彙了。到底什麼是元宇宙？什麼又是元宇宙時代的牙醫世界？我覺得，這是個有趣又充滿未來想像空間的話題。

　　元宇宙這個詞出自 1992 年科幻小說《潰雪》（Snow Crash），書中形容元宇宙中的人，會戴上「虛擬實境」（virtual reality，縮寫為 VR）的配備，在虛擬世界中互動。經由臉書創辦人祖克伯（Mark Zuckerberg）大力推廣，並將 Facebook 公司更名為 Meta 之後，元宇宙更成為全球科技圈的熱門議題。迄今，即使元宇宙的定義尚未完全統一，但已有一些共識，那就是：元

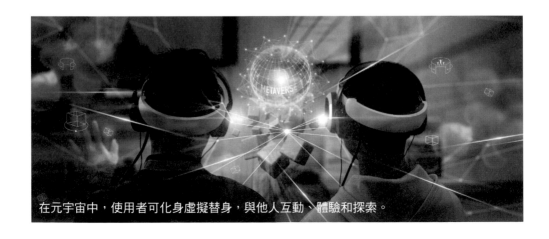

在元宇宙中，使用者可化身虛擬替身，與他人互動、體驗和探索。

宇宙是指，使用者可以運用設備進入虛擬世界，並化身為虛擬替身，與他人產生互動、體驗和探索的整個過程。

元宇宙和牙醫師的關係

那麼，元宇宙和牙醫會扯上什麼關係呢？主要有四，第一是設備，第二是虛擬世界，第三是虛擬替身，第四是產生互動、體驗和探索。在新北市牙醫師公會出版的《牙醫元宇宙專刊》中，總編輯黃萬騰牙醫師發表一篇標題為〈GP 牙醫師的元宇宙力〉的專文，提出了牙醫師未來將與「元宇宙力」產生多元關係的觀點。

黃萬騰醫師認為，元宇宙的概念就是將個人所有的資源整合在一個操作平台上，透過虛實的整合，所有人都可以是「平台主人」，既可以是資源的提供者，也可以是接受者。每一個「平台主人」還可以因為任務、需求的不同，隨時跟其他平台產生連結或合作，所扮演的平台功能和角色，也將隨著不同的連結或合作方式進行多元的轉換，並因而產生了千變萬化的應用模式與功能，其應用的多與寡、功能的強與弱，取決於「平台主人」擁有多少的「元宇宙力」。

黃萬騰醫師所寫的「元宇宙力」，我的解讀是，對元宇宙專業的知識力和操作力。

在專文中，黃萬騰醫師舉了三個應用的實例。第一個案例是，

牙醫師遇到臨床上的問題時，元宇宙的「實境擴增」（Augmented Reality，縮寫為 AR），可以有資深醫師陪同會診、共同治療，VR 可以練習操作，快速增加自己的臨床功力；第二個案例是，線上學習課程也不再是像直播般的單調，在元宇宙中，牙醫專業人員可用虛擬替身（或稱之為「數位分身」，Digital Twin），做身歷其境的學習或感官體驗，並與其他眾多虛擬替身互動交流，並連結為具有「人工智慧」（artificial intelligence，縮寫為 AI）的類神經系統線上學習網絡；第三個案例是，在元宇宙中，舉凡診所的醫療器械、操作流程、耗材管理、客服諮商、財務管理和線上學習系統等，都可以透由虛實整合的方式，設計出客製化的服務平台與流程。

成立牙醫數位學習學會

提到元宇宙新時代的來臨，讓我回想起，大約 12 年前的 2010 年 4 月 18 日在台北市雙囍門餐廳，舉行「台灣牙醫數位學習學會」成立大會的盛況。在那之前，我已深刻體會到牙醫數位學習的重要性，於是邀請很多牙醫師好友一起來推動，希望眾志以成城。在經過四年的規劃與籌備之後，終於成立「台灣牙醫數位學習學會」，也開啟了台灣牙醫界終身學習的新紀元。如今面對元宇宙時代，牙醫師同樣不能落後，如何清楚認知元宇宙的內涵與要義？如何有效增強自身關於「元宇宙能力」的學習力、知

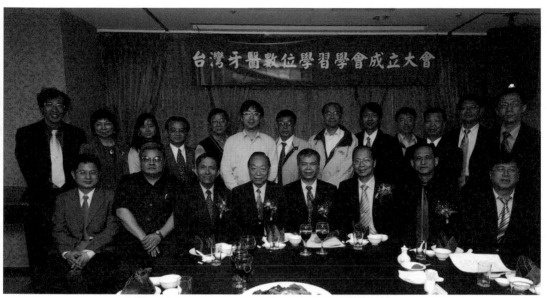

台灣牙醫界在 2010 年成立「台灣牙醫數位學習學會」的盛況。

識力和運用力？都是刻不容緩的當務之急。

　　元宇宙在醫療領域上的運用，我認為，至少包含了診斷暨精準治療、遠距醫療、遠程護理和監控等幾方面，如果它可以將虛擬診療的體驗，從「二維平面圖像」（Two Dimensions，縮寫為 2D）提升到「三維立體空間」（Three Dimensions，縮寫為 3D），預料將掀起另一波的醫療創新。比如，被劇迷讚譽黑科技燒腦神劇的《黑鏡》（Black Mirror）影片中，醫生運用感測器與病人「共感」，能夠和病人感同身受，並準確得知病患的病痛部位，予以立即的診斷和治療，並得到最及時的回饋。這場景隨著相關技術的日新月異，深信有朝一日必將實現。

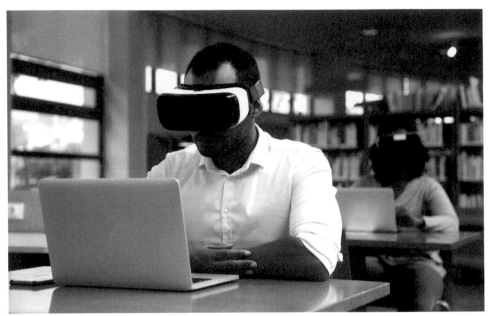

VR 可用來培訓牙醫師、牙體技術師或牙醫助理等專業人員。

元宇宙在未來醫療的應用

　　為求嚴謹，我多方蒐羅元宇宙概念在未來醫療最可能應用的場景，歸納起來，至少有以下四種主要類型，分別說明如下：

　　第一種場景是：醫師證照考試和專業人才培訓。使用 VR 來培訓醫療專業人員（牙醫師、牙體技術師、牙醫助理等），除了可以獲得知識的有效傳授之外，更可以透過 VR ／ AR 以及「混合實境」（Mixed Reality，縮寫為 MR）等技術「模擬實作手術」（Workshop ／ Hands On），讓學習者更有臨場感，比如，

牙醫師透過 VR ／ AR 可穿戴式設備，可以清楚看到患者疾病部位的 360 度全方位視圖，在植牙手術時可以更精準且安全；牙醫助理和牙醫經理人在櫃台透過 MR 的情境模擬，可以學習應對進退的接待禮儀、做好「醫病關係管理」（Customer Relationship Management，簡稱為 CRM）以及許多行政管理技術；牙體技術師可以透過 MR 設備，模擬操作 3D 列印、「電腦輔助設計」（Computer Aided Design，縮寫為 CAD）、「電腦輔助製造」（Computer-aided manufacturing，縮寫為 CAM）或「電腦數值控制」（Computer Numerical Control，縮寫為 CNC）等假牙製作技術；牙醫系學生和「畢業後一般醫學訓練」（post-graduate year training，簡稱為 PGY 訓練）階段更可以利用這些科技，輔助實作與實習課程，讓學習效果快速提升；牙醫相關專業證照的術科考試，也不受限制，須以實際病人當實驗品當場「磨牙」的窘境，在學習上既擬真又便利，這也是現階段很多創新科技公司大力推進的項目。

第二種場景是：外科手術和護理。全球隨著人口的高齡化，各種醫療需求不斷的增加，在可預期的未來是，手術機器人的需求日殷、功能日強，既可逐漸替代並減輕醫護人員的工作負擔，甚至微創手術機器人還可以輔助醫生切除腫瘤或做複雜的脊柱手術。此外，在病患康復過程中，機器人可為病人提供物理治療等護理服務，減輕醫護人員壓力。

虛擬醫師和醫療診斷

　　第三種場景是：虛擬醫生和醫療診斷。病人可以戴上 AR 設備，和醫師做「面對面」的問診，並搭配 AI 醫療深度學習的技術，可自動識別臨床數據指標、模擬醫生思維和診斷推理，進行病人的檢查報告分析，有利於醫師更精準、更快速的診斷和治療。

　　第四種場景是：智能健康管理。透過穿戴式設備監測身體及社交數據，同時交由 AI 分析，可以提供個性化健康管理方案，同時進行風險識別，預防重大疾病。

催生台灣第一個元宇宙醫院

　　從應用場景來看，醫療納入元宇宙，元宇宙擴大醫療的世界，是必然的趨勢。比如，華碩雲端暨華碩健康公司總經理吳漢章不僅樂觀其成，而且還期許早日成真。

　　他在 2021 年 11 號期的《財訊月刊》，標題為〈期待台灣第一個元宇宙醫院〉的文章中寫道：「元宇宙不只讓醫院延伸服務範圍，也能提升醫療服務品質。醫院在虛擬世界建立『數位分身』，將醫院的數據與流程複製在虛擬世界後，可以做到更有效率的訓練醫師與護理人員，進行較為複雜手術的事前模擬與情境討論，甚至做到醫療流程的調整與改善。這些都是在實體醫院較難重複進行與實驗，而透過元宇宙概念解決的具體問題。當然，

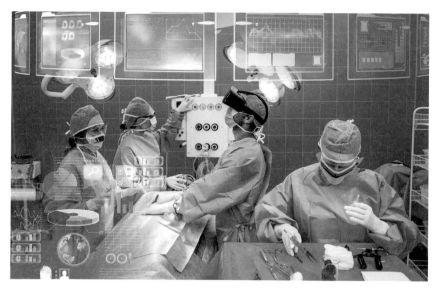

「元宇宙醫院」的模樣充滿著各種的可能與想像空間。

健康醫療服務仍要兼顧病人的隱私與安全，但元宇宙的確加速我們在做醫院數位轉型的想像，配合近幾年數位技術的普及，相信台灣第一個元宇宙醫院很快就會誕生。」

新冠疫情推波「數位分身」

「數位分身」指的是利用裝設在實體物件（如建築鋼筋、醫療器材、機械引擎）中的許多「物聯網」（The Internet of Things，縮寫為 IoT）感測器，來進行此物件在數位空間的建模，並根據即時的數據資料，掌握偵測物件的使用位置、運作情況、零件老舊情形等，並希望藉此達到提早排除問題、降低營運成本

等效益。

新冠病毒肆虐，全球許多機構開始思考以「數位分身」對抗疫情的解方。而在 IoT 逐漸成熟的未來，「數位分身」帶來虛擬與實體板塊的移動，也將為各產業領域帶來衝擊。比如英國採用「數位分身」技術，結合來自各地醫院設備的 IoT 數據，建模出倫敦市內即時的緊急病床、維生系統等關鍵醫療資源的即時使用情況，以提供英國「國民保健署」（National Health Service，簡稱為 NHS）決策參照利用。還有利用肺炎患者的多組「核磁共振造影」（Magnetic Resonance Imaging，縮寫為 MRI）、「電腦斷層掃描」（Computed Tomography，縮寫為 CT）照片，重建出病人肺部的「數位分身」，亦即藉由患者的肺部 3D 建模，醫生能用 AI 結合大量歷史數據，模擬肺部的氣流、血流等參數，預測此患者何時可能最需要呼吸器，並決定有限的呼吸器設備應該優先提供給哪些患者，以發揮最大的效能。

元宇宙醫療 大學躍躍欲試

另外一方面，成功大學和亞洲大學在 2022 年 3 月都不約而同地向元宇宙醫療邁進。成大前瞻醫療器材中心 3 日發布新聞指出，成大跨域團隊提出創新想法，運用無人機和混合實境技術，進行精準醫療、遠距健康復健和智慧運動等相關應用的研究；亞洲大學 5 日在大學博覽會運用人工智慧、虛擬實境、擴增實境等，

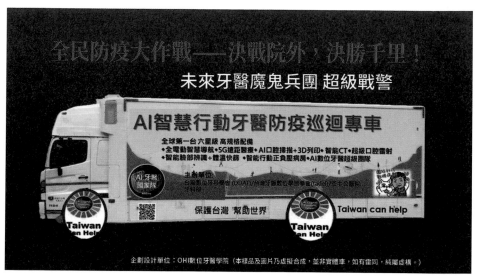

全民防疫大作戰——決戰院外，決勝千里！

未來牙醫魔鬼兵團 超級戰警

AI智慧行動牙醫防疫巡迴專車

全球第一台六星級 高規格配備
◆全電動智慧導航◆5G遠距醫療◆AI口腔掃描+3D列印◆智能CT◆超級口腔雷射
◆智能臉部辨識◆體溫快篩◆智能行動正負壓病房◆AI數位牙醫超級團隊

主辦單位：
台灣數位牙科學會(ODAT)/台灣牙醫數位學習學會(tadel)/您主公醫師
牙科網

保護台灣 幫助世界　　Taiwan can help

企劃設計單位：OHI數位牙醫學院 (本樣品及圖片乃虛擬合成，並非實體車，如有雷同，純屬虛構。)

展示元宇宙教學。

　　成大的研發創新，不只是運用了元宇宙相關技術，也開始定義了元宇宙在健康醫療科技可能的未來。此研究由蘇芳慶副校長暨醫工所特聘教授領軍，研究團隊包含前瞻醫療器材中心張昇崑、揭小鳳，林倩如助理研究教授等。在科技部經費支持下，整合跨領域 ——醫學工程、復健醫學、人機互動、AR/VR、空間感知等，為未來創新精準健康科技注入了的創意和技術。

　　成大前瞻醫療器材中心團隊利用無人機與使用者互動，取代傳統如電視節目、網路影片、真人教練的教學方式，引導使用者進行遠距精準醫療、健康監測與客製化復健健康療程，讓老人、病患在居家和長照機構遠距環境中能有一個自動化、智慧化的陪伴、安全監測，並且個人化給予健康復健處方。

亞大護理學院所則在大學博覽會展出新式教材，同學配戴虛擬實境、擴增實境裝置，透過所開發的創新教材，進入元宇宙虛擬世界學習，相較於傳統的教學，可增加四倍學習速度，延長230％的記憶。參加體驗的學測新生陳同學表示，戴上虛擬實境眼鏡操作可深入人體，看到各種器官，很是驚訝。

　　亞大主任秘書兼招生處處長施能義表示，亞大以健康管理學院起家，醫健學院更是招牌，亞洲大學附屬醫院開辦五年多來，不但帶動亞大醫健、護理學院等有專業證照學系國考通過率高，且優先進入中國醫藥大學醫療體系、亞大附醫等二十家醫療院所服務。亞大並與亞馬遜設雲創學院，培育「智慧醫療」國際人才，服務全球大健康醫療產業。

擁抱元宇宙的牙醫新世界

　　即使有不少人樂觀看待元宇宙醫療的誕生，但亞東紀念醫院院長邱冠明認為，元宇宙技術的誕生，即使讓人看見醫療產業的無限可能，若談及遠距醫療如何落地的問題，台灣至少還有三項難關有待克服與突破。他在2021年11號期的《遠見雜誌》，以〈從元宇宙，看遠距醫療的未來〉為題，明白指出尚待突破的三項難關。

　　第一難關是、應修法《醫師法》，讓遠距醫療得以納入健保給付並容許自費選項，以解決遠距醫療在「金流」上的缺口，以

實質收益來成全永續發展；第二難關是、鬆綁《藥師法》，讓處方箋或實質藥物更容易取得，以杜絕線上看診後，還需再去醫院的荒謬情境發生，此規劃也能間接替遠距醫療的「物流」解套；第三難關是、制定健康促進政策，鼓勵更多醫院協助民眾，養成健檢好習慣，並匯總醫療資訊。畢竟，唯有定期追蹤生理數據，才會有足夠的「資訊流」，在 AI 協作下供醫師做評估。邱冠明並強調：「若要迎向遠距醫療新未來，台灣還有賴全民一同督促政府，攜手前行。」

醫生的本職是救死扶傷，隨著元宇宙相關技術的日趨成熟，在促進人類健康上的應用，必然會帶給我們更多更大的想像空間。12 年前，我首開風氣之先，催生並成立「台灣牙醫數位學習學會」，如今面對元宇宙的風起雲湧，個人雖知淺而識薄，但仍心繫拋磚以引玉，期許吾輩牙醫師不僅不能置身事外，甚至還要主動積極迎上前去，擁抱元宇宙，成為元宇宙的世代，共同創造元宇宙的牙醫新世界。

02 VR、AR 大展身手

　　AR ／ VR ／ MR 在健康醫療上的應用，已經有一段時日了。最近隨著元宇宙的話題，再度火紅了起來，在可預期的未來，必將成為發展醫療產業的必要配備。在介紹 AR ／ VR ／ MR 的應用之前，我們先來認識這三項技術的定義及其特點。

　　首先來談 AR。AR 技術原理是透過攝影機拍攝現實畫面並結合辨識定位技術，讓螢幕中的現實場景擴增出電腦虛擬產生的物件，讓你同時看到真實世界與虛擬影像並存的內容。體驗時，主要透過 AR 眼鏡或手機，將一些數位資訊顯示在這些裝置上，並透過視覺產生數位資訊與實境結合，例如現實的馬路和虛擬的寶可夢，透過手機鏡頭同時出現在一個畫面之中，這就是常見且為人熟知的擴增實境。

　　其次聊 VR。VR 利用電腦模擬產生一個三維空間的虛擬世界，提供使用者關於視覺等感官的模擬，使其感覺身歷其境，可及時、沒有限制地觀察三維空間內的事物，並在移動位置時，電腦立即進行複雜的運算，將精確的三維世界影像傳回產生臨場感。體驗時，會搭配「頭戴顯示器」（HMD）完全罩住眼睛可視範圍，使用者看不到真實環境，以產生代入沉浸感（immersive），

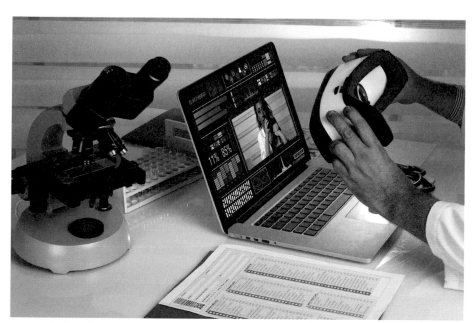

在實驗室裡，醫生利用 VR 技術協同工作。

經由全虛擬畫面呈現出完全的虛擬世界，好比 HTC vive 的 VR 遊戲，或者使用搖桿來模擬操控練習飛行，就是虛擬實境。

大陸骨科 VR 手術 2016 年首例直播

　　最後來說 MR。MR 是結合真實和虛擬世界，創造了新的環境和可視化，物理實體和數位化對象共存並能相互作用，用來模擬真實物體。體驗時，通常也會搭配「頭戴顯示器」，使用者從頭戴顯示器中會看到虛擬的物件出現在真實環境中，亦即 MR 同時強調 AR 中的「真實環境」元素和 VR 中的「沉浸感」和「虛擬互動」元素，同步結合兩者並呈現出真實和虛擬世界混合且分不清的感受和體驗。

接著，我們來看看 AR ／ VR ／ MR 的應用。

早在 2016 年 6 月，上海六院張長青教授完成大陸首例骨科
VR 手術視訊直播。時隔一週，北京協和醫院翁習生教授完成全
球首例人工全膝關節換置手術 VR 教學 APP 直播，同時有 6700
多位醫生在手術室外戴著 VR 眼鏡，透過 VR 頻道同步觀看，一
邊見證並感受此項創舉的新鮮感，一邊學習教授高超的手術技
巧。

換言之，在 COVID-19 新冠疫情大流行之前，所謂 XR 產業
下的 AR ／ VR，乃至於 MR 混合實境等技術，就一直持續逐步
發展，隨著疫情因素的驅動，更加速並擴大了此一趨勢。尤其是
宅經濟當道、健康照護需求大增，前者使得 VR ／ AR 居家娛樂、
串流服務（Streaming，ICT）、多媒體影音內容、遊戲設計、

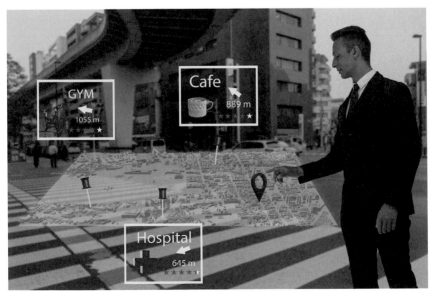

地圖與人工智
能、深度機器
學習 5G 及 工
業 4.0 等，使
用增強混合現
實技術（MR）
概念，愈來愈
多見。

AR／VR 應用市場與所需的硬體品質 （資料來源：Strategy Analytics）

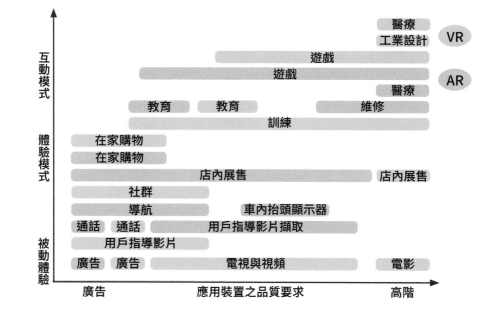

數位行銷等需求快速崛起，後者使得 AR／VR 在醫療照護中的應用普及化和多元化，現階段主要在於各式外科手術模擬訓練練習，以及因應各種以治療目的所設計的虛擬場景，可以說已經影響甚至逐漸改變了全球醫療保健的服務樣態、營運模式與市場規模。

AR／VR 應用在手術模擬訓練方面，誠如前面提到的上海六院骨科 VR 手術視訊直播，以及北京協和醫院人工全膝關節換置手術 VR 教學 APP 直播，技術已經相當成熟，移植手術應用在比如像齒科等不同科別，都不成問題。

AR／VR 在醫療領域上的應用，其場景和功能，是有所不

同的。AR 主要在教育訓練、醫療復健、手術應用、醫療諮詢等領域；VR 則涵蓋全 3D 沉浸式手術室模擬、VR 模擬、VR 診斷、VR 暴露治療、VR 復健、疼痛注意轉移治療等領域。

但不論是 AR 或是 VR，應用在醫療領域上，都是屬於最高階品質需求、最重視複雜互動的需求，換言之，進入門檻相對也高。

2022 年 3 月 3 日《數位時代》（Digitimes），一篇標題為〈VR 助醫師「練刀」，幫熟悉機器人輔助手術系統〉的報導，作者陳明陽介紹瑞士與以色列聯手開發 VR 訓練模擬器，幫助醫師熟悉具有模擬人類手臂的「機器人輔助手術系統」與課程，可確保操刀的外科醫生對於相關工具與技術有全面性的了解，並提升其技能。

成大攜手 Kyalio 開發 VR 沉浸式手術

同年 2 月 17 日的《數位時代》，作者郭靜蓉撰寫〈成大 VR 沉浸式手術攜手新創，非洲也加入試用〉的報導指出，成大醫學院與醫療教育新創公司 Kyalio 合作，錄製外科手術 VR 實境課程，藉由 VR 科技，讓影片呈現更細微的手術實景，並搭配主刀醫師的配音講解，展現更多沉浸式實境手術教案，未來將推廣到世界上有需要的醫療機構與教育現場，攜手解決全球醫療資源不均問題。

報導中還提到，成大醫學院外科學科主任曾堯麟戴上 VR 頭盔，現場操作示範，從畫面中可以顯現出內視鏡的畫面，清楚顯示器官血管與傷口位置，使用者也能看到主刀醫師的手部動作，還有包含呼吸器、心電圖、手術助理與護理師的位置與協調過程等手術室的內部環境。此外，為擴大使用的場景及便利性，Kyalio 也開發了手機 APP，搭配簡易的設備，裝上手機即能體驗與 VR 相同的效果。

AR ／ VR 在醫療上的應用，具有節省支出與跨越時間和空間限制的優勢。不過，目前仍偏重醫者的角度，著重在醫學教育的訓練為上。舉例來說，利用虛擬實境技術的開發，訓練醫學院學生學習人體解剖學、病理學，以及手術前規劃和術中指導；利用虛擬手術系統，讓醫生對病變缺損部位有較精確的前期測量和估算，從而預見手術的複雜和風險；醫務工作者於虛擬場景內，透過視、聽、觸覺等感知，學習各種手術實際操作，體驗如何應付臨床手術中的各類突發情況；X 光片、電腦斷層掃描和核磁共振成像掃描，都可快速轉為高解析 3D 影像，VR 再以非侵入式忠實呈現病患的身體構造，以便醫生準備和調整治療方案，滿足病患需求。

此外，AR ／ VR 在解決醫學院常面臨大體標本不足的問題上，可望起很大的作用。 解剖學是醫學院學生最重要的課程之一，在沒有 AR ／ VR 的年代，醫學生只能用教科書圖譜或少數醫學院透過大體老師捐贈來訓練手術技術，但大體數量有限，多

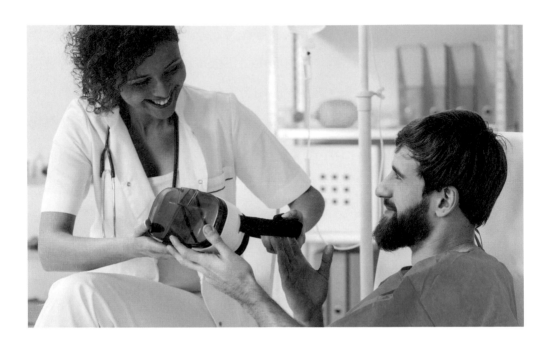

數醫學院校借助平面圖或人體模型作輔助教學，但類似神經系統的結構複雜，很難透過平面圖來呈現。透過 AR／VR 擬真的畫面，近距離觀察人體器官結構。虛擬實境提供一個可多次重複練習，並透過減少培訓師的數量來節省成本。

VR 技術運用在心理治療上，在歐美已經非常流行。

心理治療應用 VR 技術　在歐美是顯學

　　和用在外科手術、急救復甦培訓或醫療訓練等用途上的比較，AR／VR 用在以病患為主體或以治療目的所設計的虛擬場景，發展速度相對緩慢，以下分享幾個應用實例。

　　第一類應用在心理治療方面，包括：西班牙 Psious 公司專

注心理狀況不佳患者提供 VR 治療方法，比如害怕飛行、打針、各種動物、公開演講以及焦慮或恐懼心理，在 VR 設備和應用的幫助下，患者會在醫生的幫助下進入對他們來說非常恐懼的環境：英國 Oxford VR 公司專注於臨床心理疾病的治療和干預，根據成熟的治療方案開發除出了心理干預措施，使用沉浸式 VR 技術對患者進行治療；美國 Limbix 公司為年輕人提供心理健康治療的 VR，透過使患者專注於完成有價值和感興趣的活動，激發患者的愉悅感，進而改善抑鬱狀態。

第二類應用在精細手術方面，包括：以色列 Augmedics 公司開發應用於脊柱外科領域的頭戴式設備，讓外科醫生通過皮膚

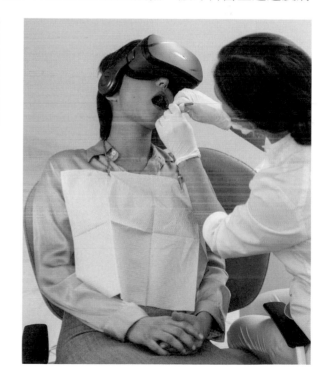

VR 利用電腦模擬產生一個三維空間的虛擬世界，提供使用者關於視覺等感官的模擬，使其感覺身歷其境，運用在牙科健檢及治療非常適合。

和組織看到患者內部解剖結構，就像他們具有 X 射線視力一樣，準確率達 98.9%；美國 Vicarious Surgical 公司透過 VR 技術遠程控制小型腹腔手術機器人，幫患者手術；瑞士 MindMaze 公司致力於提高人類在神經疾病後的康復、學習和適應能力，好比輔助中風患者在臨床醫生的虛擬支持下繼續在家中康復治療。

在台灣 IT 產業中，HTC 宏達電和明基佳世達都全力發展 AR ／ VR 在醫療大健康產業上的應用。HTC 旗下的健康醫療事業部 DeepQ 展示 VR 藥物開發平台，結合 VR 技術，讓多方科學家置身 VR 環境中，就能遠距即時協同修改及模擬高分子化學結構，可大幅加速藥物開發的效率，將來更可以結合 AI 技術，加速進入臨床試驗的過程，造福更多民眾；明基佳世達則開發智慧藥局健康生活平台，透過 VR 技術讓線下實體商店虛擬化，消費者可以在線逛藥局並與藥師即時視訊諮詢。

大健康與醫療產業 XR 的十大應用

在牙醫方面，亞果生醫為提升其醫材行銷競爭力，運用數位科技將牙科手術拍攝成 AR ／ VR 虛擬實境影片，打造一套醫材產品使用教學虛擬實境系統，可以快速讓臨床醫師知道材料使用方式。隨著後疫情時代來臨，未來透過虛擬實境影片來教育牙醫師如何正確使用該公司優質生醫材料，並且拓展至國內、東南亞及中國市場之各大牙醫教學醫院，對於整體產品之國內外推廣行

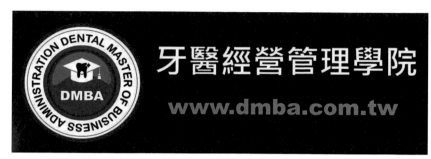

DMBA 牙醫經營管理學院將持續關切 XR 在未來牙醫的運用，同時列為諮詢服務的項目。

銷將有重大助益。

在〈XR 大健康與醫療產業的十大應用商機〉一文中，宇萌數位科技執行長白璧珍指出其十大用途，包括：增進用藥安全與藥品知識、疼痛治療、心靈（理）治療、改造醫院與病房情境、可視化醫療數據、遠距醫療、手術輔助、診斷輔助、醫學訓練及復健治療等。

對於強化或取代人們看待對這個世界的所有技術，延展實境（XR）是個「概括性」的詞彙。XR 包含了 AR、VR 與 MR，儘管這三種「實境」都擁有共通的功能與需求，但每一種都有不同的目的與個別的技術重點。

相信不久之後，這十大應用勢將在牙醫界發光發熱。關於 2030 後的未來牙醫發展，始終是我念茲在茲的要務，因此，不論是元宇宙或者是 AR／VR／MR 之於未來牙醫發展的影響、趨勢與應用，都將是 DMBA 牙醫經營管理學院首要關切的主題、持續推動的教育內容與諮詢服務項目。

03 特殊牙材創新應用

　　根據全球知名市場研究和諮詢公司 Grand View Research 的研究報告，2020 年因 COVID-19 檢測醫材（包括 PCR、快篩產品）急遽需求，醫材成長率達 24％，從 2019 年 671 億美元增長至 834 億美元，預估疫情後的年複合成長率回到 4.5%。

　　此外依據專注行業和金融市場分析的 BMI Research 所做的《2021 醫療器材產業年鑑》報告，如以下附圖。有關骨科與植入物及牙科產品在所有醫材中的產值占比，分別從 2020 年的 8.3%、

全球醫材市場類別與分佈圖

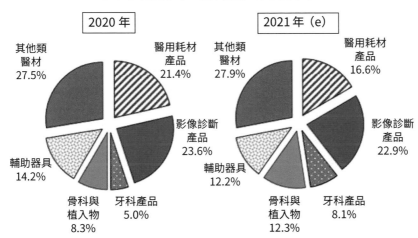

資料來源：2021 醫療器材產業年鑑；BMI Research

5.0％，增加為 2021 年的 12.3％、8 .1％，占比成長率分別高達 48.2％及 62.2％，在所有醫材產業中，牙材的需求和成長一枝獨秀。

數位牙科產業計畫 經濟部大力推動

由此可見，行政院早在 2017 年就推出「新南向醫衛旗艦計畫策略圖」，於研究合作及市場開發這個項目中，就把推動牙材、骨材、檢驗試劑、輔具等產業，列為第一項要點，緊接著在 2018 年，經濟部工業局規劃「主題式研發計畫──數位牙科產業整體式服務輔導計畫」，都是具有前瞻性眼光的重要政策。

台灣專業牙科產業聚落廠商多數位於南部科學園區，產品包括植牙訓練系統與導板耗材、骨釘、鈦膜、器械盒、人工植體、骨填料、生物膜、手術器械、水雷射設備、齒雕機等，產品線從人工牙根系統、數位牙科、矯正系列到牙科材料、器材、設備等，已相當完整成熟。藉由政府的「新南向」政策，鎖定東南亞各國具備 KOL 潛力的牙醫師進行專業培訓，並在課程中導入相對應台灣研發、製造的牙材、舉辦廠商媒合活動，完成南科廠商與 KOL 的簽約活動，進行串聯上、中、下游之牙材產業鏈的品牌宣傳與行銷，增加海外牙醫師對國產牙材的信賴。

為了讓台灣專業牙科產業鏈能夠順利打入東南亞市場，2020 年 6 月至 8 月在新加坡舉行的線上牙材展（International Dental

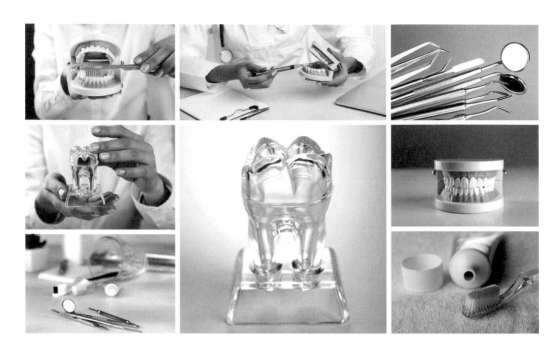

Exhibition and Meeting），台灣廠商精銳盡出，參展的包括：醫百科技、全球安聯、丹美科技、合正機械、揚明光學、菲斯博、奇祁、神農資訊等。新加坡牙材展每兩年舉辦一次，是全球最具規模及代表性的牙材展之一，2020 年因應疫情改為線上參展，吸引超過 300 家廠商參展。

台灣專業牙科產品線從人工牙根系統、數位牙科、矯正系列到牙科材料、器材、設備等，已相當完整成熟。

　　此次線上參展的台灣廠商當中，醫百科技展出「SimEx 牙科AR 擴增實境訓練模擬系統」，在保存、補綴、根管與兒童牙科專科訓練，以及牙模、牙科課程彈性提供絕佳的客製化方案，持續佈局東南亞、日本、韓國、中國，以及歐洲市場；丹美科技聚焦牙醫師需求，專注於改善醫病使用觀感，展出的「牙科光固燈矯正版」，以繽紛色彩及滿足女性醫師的需求為設計初心，開發

出輕巧易用且具有「業界唯一專用顯示畫面」的產品，為牙醫診療空間帶來不同以往的美感體驗；神農資訊則展示醫療影像處理軟體為核心技術的 ImplantMax 易牙工作站，提供牙醫師醫學影像、機械手臂、擴增實境導航，以根據病人骨頭狀態及贗復設計等臨床考量來規劃專屬手術及導板製作，協助進行診斷及教學傳承。

2022 大台北國際牙材展 頗具規模

全球牙材技術的進步和材料的研發創新，可謂一日千里，為了跟上國際腳步，甚至超前布局，外貿協會杜塞道夫台貿中心成員參觀 2021 年科隆國際牙材展之後，提出了一份考察報告。這份報告強調，數位牙材產品的商機版圖逐漸擴大，其中，數位影像處理產品 SaaP（Service as a Product）的系統平台是前端應用 3D 掃描齒顎、後端以數位影像儲存處理，用來輔助牙科醫師或技師矯正口腔齒列的治療規劃，在展會上，美國、韓國廠商結合數位醫療與遠距醫療的應用，尤其值得留意。此外，2022 年大台北國際牙材展 3 月 5 日、6 日在世貿一館舉行，估計有近 100 間廠商參加、累積 5 萬牙醫師參加、1000 場的演講、20 萬人次參觀，在在顯示，台灣牙材產業呈現一片欣欣向榮的景象，而且牙材科技的日新月異，及其跨域整合的多元運用，已蔚為全球趨勢，台灣 IT 結合材料產業結合，應該大有可為。

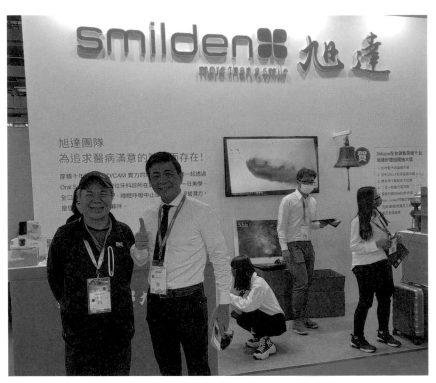

2022 大台北國際牙材展在世貿一館舉行，台灣牙材產業呈現一片欣欣向榮的景象。

再回過頭看「主題式研發計畫——數位牙科產業整體式服務輔導計畫」，工業局委託金屬中心於 2020 年底在台北南港展覽館舉辦「2020 數位牙科產業整體式服務輔導計畫成果發表會」。金屬中心副執行長林志隆強調，牙醫師需有大量臨床實證才願意使用新產品，透過政府的支持與輔導，讓數位牙科產業鏈的關鍵技術陸續到位，並整合生醫、資通訊和機械製造等產業能量，疫後更衍生零接觸、無人化、數位醫療等創新商機，進而擴大台廠在全球供應鏈的地位。

數位牙科成果發表會 醫材大廠精銳盡出

參與成果發表會的醫材大廠,包括:

一、佳世達與華致資訊合作開發新一代快速取像口掃系統
——「數位贗復暨牙體雲系統建置計畫」,方便臨床醫生在患者
口腔內獲取牙齒、牙齦、黏膜等組織表面的三維形貌及彩色紋理
訊息。

二、鴻君科技、勤創精密和亞恩生醫合作「精準手術與補骨
再生技術開發計畫」,建立精準植牙與特殊器械技術,提供手術
前、中、後的完整植牙解決方案。

三、英濟公司的攝像式口掃系統,鏈結長欣生技、英錡科技
合作推動「新世代雷射口掃系統研發商轉計畫」,量產口掃系統,
已取得 TFDA 查驗登記及 ISO-13485 認證。

四、美萌科技開發「數位牙科複合式矯正系統開發計畫」,
搭配東昕專門列印透明牙套的 3D 列印機並量產;全球安聯以人
工牙根、手術器械以及植牙導板為基礎,建立台灣數位牙科全產
的行銷體系。

五、全球安聯、維新生技和英特崴合作建立「分布式台灣製
造整合式數位牙科服務方案」,將數位植牙術式整合為標準化配
套程序,最終帶動傳統牙技工所朝向數位製造的方向發展,建立
台灣數位牙科產業整體化的合作行銷體系。

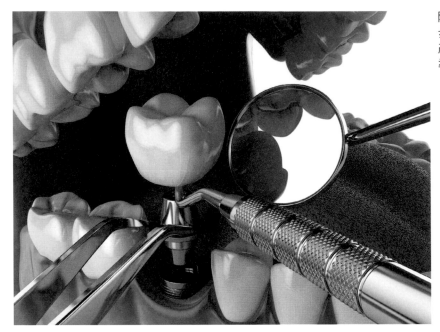

隨著技術的進步，人工牙根產業轉型至精準口腔補綴。

　　六、台灣牙易通推動「台灣優質醫材與優質醫療雙核心建構診所需求之數位化與智慧化整體方案開發計畫」，通結合家誠全球數位醫材、台灣微動、光宇醫療儀器等公司研發「台灣牙 e 通平台」，加速台灣醫療器材切入市場的時效。

　　此外，金屬中心還承接經濟部技術處「高值牙科植入物創新研發與醫療器材產業服務四年計畫」、「數位口腔暨脊椎微創導航與生理病理診斷醫學影像系統開發計畫」，建立數位口腔骨缺損修復軟體、可吸收式口腔填補物、次世代仿自然牙根、加速骨整合表面處理、防汙抑菌釉料、植牙術前規劃軟體、特殊器械、咬合模擬軟體與牙體補綴物品保平台等七項關鍵技術，以滿足廣

大口腔補綴需求的患者，並帶動人工牙根產業轉型至精準口腔補綴。

艾瑞瓷、法藍瓷 發展牙材創新應用

在業界，還有兩個積極發展牙材創新應用、值得介紹的公司，一是艾瑞瓷口腔醫療集團，一是知名文創品牌法藍瓷。

艾瑞瓷口腔醫療集團運用 CAD／CAM 數位流程技術，透過口掃機掃描病患牙齒，建構電腦 3D 模型，醫師或牙技師可以根據對咬牙、排列模擬出未來牙套形狀，並直接以數位設計檔案傳到診所自有的 chair-side 牙技室或委外 lab-side 牙技所，後續再透過 CNC 技術把牙套打磨做好，臨床上打磨牙套最快可縮短至 15 分鐘，減少患者等待時間；除了用在牙套、植牙，現階段也用在牙齒矯正製作透明矯正器、虛擬咬合器等用途。

數位牙科浪潮掀起醫材新商機，法藍瓷看好醫材美容商機，成立法藍瓷生物科技，進軍牙科市場，利用在陶瓷產業長期累積的技術，投入牙科醫材開發，第一步先利用法藍瓷累積 20 年建立的釉下彩上色技術，導入全瓷冠上色流程，讓牙齒貼片或全瓷冠更自然剔透與美觀，長期目標是要成為全球第一家 3D 列印瓷牙製造商。

近 10 年隨著相關技術的突破，特殊牙材的創新應用加快腳步，比如掃描與加工精確度的提升、相關設備軟體操作介面更友

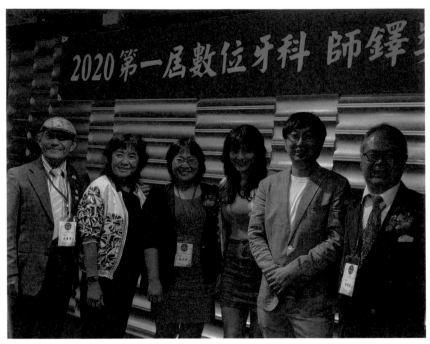

家誠全球數位醫材董事長蔡幸君（左三）榮獲第一屆數位牙科師鐸獎。

善，以及軟硬體價格更便宜等，使得它的應用端延伸到植牙類的客製化支台齒與手術導版、矯正類的隱形矯正與美學。

更令人興奮的是，台灣之光家誠全球數位醫材與易學科技更以最先進的 AI 技術，發展智慧型比色系統，並獲得全球專利，進軍國際，突破牙醫美學最關鍵的最後一哩路。

預期未來發展的項目，包括：口掃與臉掃取代電子面弓的資料收集方式；3D 列印往高速連續列印與金屬列印發展；贋復類可以結合咬合力分析與虛擬咬合器來製作更貼近患者口內情況，

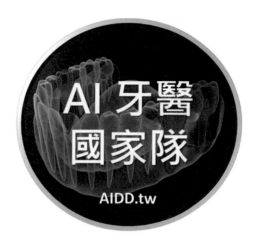

甚至結合陶瓷列印技術，直接列印出牙冠與美白貼片；透過智慧植體擺放、排牙與貼片設計，結合患者電腦斷層的牙根與顎骨等資料，得以簡化並完善植牙、矯正的流程等。

籌組 AI 智慧牙醫國家隊 讓台灣被看見

有朝一日透過雲端設計平台，特殊牙材的創新應用勢將有飛躍式成長。未來充滿著無窮的想像和機會。我在 2018 年即看到了此一沛然莫之能御的趨勢，並提出「牙科數位轉型升級計畫」，成立全球智慧牙醫學習平台─OHIDDI，希望整合台灣優秀的智慧牙醫硬軟體廠商及人才，組成一個「台灣 AI 智慧牙醫國家隊 -aidd.tw」，要讓台灣的牙醫產業走出去、錢進來，促進台灣經濟，呼應政府的政策 Taiwan can help，略盡個人棉薄之力，歡迎社會有志之士及企業，共襄盛舉！

04 雲端大數據起風了

　　隨著智慧型手機的普及，及其在醫療健康、遠距醫療、穿戴醫療設備、自動配藥器等方面的諸多用途，不僅促進了醫療服務的進步和發展，而且透過健康大數據的分析和運用，更是推動未來醫療產業勃興的重要工具力與商業力。

　　鑑於大數據在醫療上發揮重大用途和效益，美國國家科學基金會（NSF）與國家衛生研究院（NIH）等政府機構投資數億美

大數據在醫療上發揮多重用途和巨大效益，備受重視。

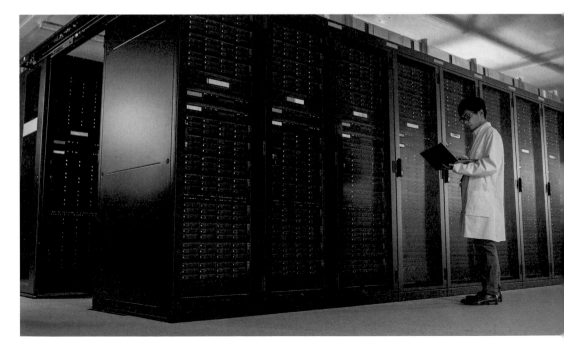

元，積極培育延攬相關人才，建立各種作業流程與研究主題，蒐集兆位元組以上的龐大數據資料，發揮大數據的優勢，不斷突破與創新，讓醫療資源的運用更有效率，更有益於醫病的溝通和醫療服務。

全球醫療服務市場　大數據應用正當紅

根據美國國際數據公司（IDC）的報告，2022 年全球醫療服務市場的大數據應用達 342.7 億美元，並以 22.07％成長率前進，到 2025 年，年複合成長率將達 36％，比金融服務、製造、國防、法律或媒體等領域的大數據分析成長還快。

至於席捲全球的 COVID-19 疫情，既是危機，也是商機。根據 Statista 發表的研究報告，到了 2025 年，在醫療保健系統中的大數據市場價值將達到 700 億美元，比起 2016 年的 115 億美元、成長 568％。刺激成長的主要因素，主要是冠狀病毒大流行突顯其價值。再者，加拿大企業管理顧問 Emergen Research 的分析則顯示，到 2027 年，預計全球健康大數據市場價值將達到 780.3 億美元。

大數據應用在健康部門、醫療服務上，大抵有以下四種情景：第一、數位健康平台，除了提高病患的護理品質外，讓病患更快獲得醫療服務，減輕醫療機構的負擔，例如預約診斷測試、在線訂購藥物等；第二、大數據驅動臨床決策，將直接改變醫療的決

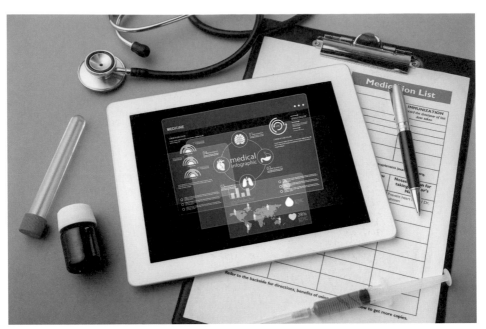

大數據應用在健康部門、醫療服務上的場景可望愈來愈多。

策和行為，是未來監督複雜且繁複臨床醫療的重要關鍵；第三、醫療保健自動化，透過大數據的蒐集與應用，實現醫療保健自動化的理想，減少對臨床勞動力的依賴和超額負擔；第四、結合物聯網和人工智慧，有效監控病患的病情變化和病理數據，即時調整醫療程序、療法及其護理工作。

醫療大數據新趨勢 普及化和多元化

　　大數據除了應用在醫療服務上的普及化和多元化之外，還有協作化和規模化的趨勢。美國 14 家的醫療保健提供商合作組

建一家公司 Truveta，期望利用大數據分析來增強醫療解析。Truveta 的目標是透過結構化，分析和取消識別參與的醫療服務提供者的數據，來建構新的大數據分析平台，並利用數據挽救生命，並幫助研究人員更快地找到治療方法，讓每位臨床醫生成為專家，並幫助家庭做出最明智的護理決定，也因此，他們邀請世界各地的醫療服務提供者，教育和研究機構共同創建和利用 Truveta 平台，為病患提供最佳護理。

在台灣，由於有全民健保的資料寶庫，大數據結合雲端科技的研發，也有非常不錯的成績單，綜合應用在醫療大健康上，顛覆了傳統醫療作業與思考方式，改變了醫療的模式與處理流程，舉凡疾病預防、生物醫學研發、臨床實驗、電子病歷、全民健保等等領域，都有很深遠的影響，甚至對停滯不前的醫師個人或組織團體也帶來了很大的衝擊。總之，對於醫學界人士而言，體驗大數據的科技魅力，開創醫學發展更高更遠，都必須熱情擁抱它，身為牙醫師，當然也不能置身事外。

推數位牙醫 工業局整合牙醫師和通訊科技

經濟部在 2018 年就鼓勵牙科產業，發展更具附加價值的數位牙科，例如智慧診所病歷、精準缺牙修復，接著再修正相關條例，獎勵發展大數據和 AI 智慧系統，並強調「整合牙醫師和通訊科技（ICT），是工業局未來要推數位牙醫的重點」。

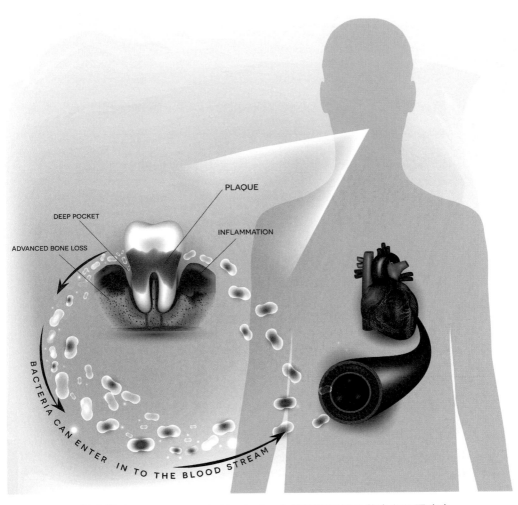

DEEP POCKET

PLAQUE

ADVANCED BONE LOSS

INFLAMMATION

BACTERIA CAN ENTER IN TO THE BLOOD STREAM

英國伯明翰大學（University of Birmingham）研究團隊找 6 萬多名牙周病患者做平均 3 年的隨訪，並和 25 萬名沒有牙周問題者比對，結果發現，有牙周病病史者可能在 3 年內診斷出其他疾病，其中，心血管疾病風險增加 18%。這項研究發表在《BMJ Open》期刊。（參考文獻 the University of Birmingham study）

接下來，我們來談談台灣牙醫界在雲端大數據方面的努力與成果。

根據 2019 年《聯合報》的報導，聯新國際醫院引進新一代牙齒矯正系統，以近乎透明的牙套全齒包覆，並整合導入 AI 人工智慧、大數據等多項先進技術，讓牙齒矯正做到更精準與客製化，矯正期間也能笑顏逐開，不怕露牙齒。

牙科醫師何琪康受訪時表示，聯新引進這套牙齒矯正系統，結合 AI 人工智慧、大數據、3D 掃描、3D 列印等科技，具有相當高的精準度，且以特殊專利材質 3D 列印製作，材質軟硬適中不刮口，又能施力矯正，準確度達 0.25mm，密合度高，所以剛開始配戴，會感覺緊繃與輕微拉扯力道；牙套採「週拋」，每週更換 1 副，每副都是客製化，所需療程週數與牙套數量因人而異，數週或數 10 週不等。

在醫療過程中，牙醫師先以掃描儀器，幫病患建構全口腔牙齒 3D 立體影像，再將資料上傳雲端，進行 AI 與大數據分析，藉由人工智慧與龐大資料庫比對演算的優勢，完成患者整個牙齒矯正的排程規劃，與牙套的尺寸規格資料。從口腔掃描、建構全牙齒 3D 影像，到演算療程、齒模數據的建立，整個過程大約只需 10 分鐘，還可直接線上下單，大約 10 天後宅配到指定地址，患者收貨後，再依序配戴牙套即開始進行矯正。由於療程時間清楚排定，搭配 3D 立體彩色影像，患者可以看見每一週的使用過程，對於矯正時程有更明確認知，提高治療意願。

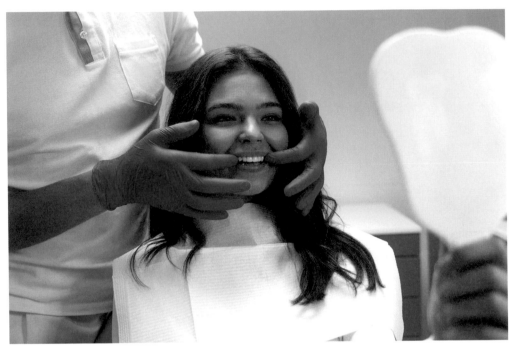

在所有自費牙科治療項目中，植牙、矯正與假牙約佔了 79%。

植牙、矯正與假牙 約占自費市場八成

除了聯新國際醫院的實例之外，悅庭牙醫診所早在 10 年前就開始著手數位牙科。

根據健保局統計資料，自費牙科治療項目中，植牙、矯正與假牙佔了所有自費的 79%，總計每年有 340 萬人市場，悅庭很清楚這三項自費治療都是牙科數位化的核心項目，於是更專注在牙科技術上力求創新，同時也重視數據應用上的精準。

在牙科技術上力求創新，悅庭追求更精準、更有效率的治療方式，透過數位導引植牙、數位化口腔掃描、當天完成的貼片／全瓷冠，讓病患了解可預期的治療效果，既降低看牙的恐懼，也提高其滿意度；在數據應用上力求精準，悅庭用心蒐集並分析病患回饋的資料，比如牙醫界也掀起了牙齒美觀的風潮，悅庭蒐集的數據顯示，新冠肺炎疫情前的貼片人次，每年成長率是68.6％，是需求度上升最快的項目，而且女性病患佔了81％，是男女比率相差最懸殊的項目，再比如，全瓷冠在所有治療項目中人氣最高，整合數位口掃、電腦輔助設計及製造等流程，疫情前成長率高達45％，與貼片相同，都是以21至40歲族群最多，年輕族群對於矯正接受度較高，21至30歲族群每年有80％的成長率，而且女性佔了75％。

在接受訪問時，悅庭牙醫院長曹皓崴提及，悅庭從2013年踏上了數位化腳步，全程使用數位牙科流程，病患配有醫療秘書，並引進歐美先進國家「疼痛控制」作法與ToothPanda接送，讓病患安心看診。數位牙科勢在必行，不僅在疫情之下提升看診效率、加速診療間流轉率，也是在疫後搶攻醫療版圖新藍海的必要投資。

協助醫師賦能攬客 創兆建置數據平台

再一個實例是創兆生物科技。創業牙醫師羅士傑在2020年

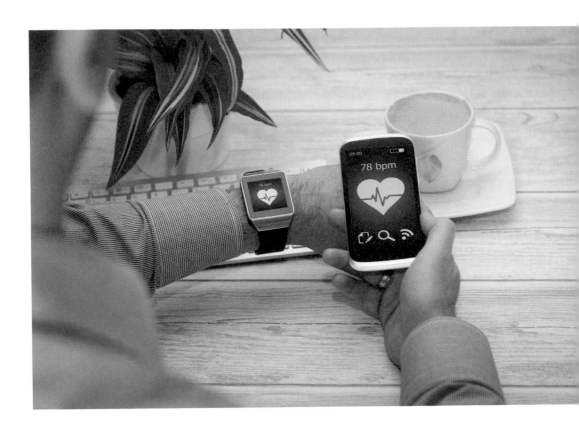

成立創兆,主要產品是數智化賦能醫療數據平台,目前的主要顧客是醫師個人或單人診所、小型連鎖或綜合口腔醫院,商業模式是牙醫診所開業顧問(專案收費)、數智化賦能數據(訂閱制)、隱形矯正方案設計(個案收費),以及醫師 IP 賦能(分潤制)。

牙醫診所結合智慧戴裝手錶,讓病患在看診之外,可以持續測量血壓、心跳等各項健康指標。

　　在接受《EMBA 雜誌》專訪時,創辦人羅士傑強調,推出醫療數據平台,希望能夠協助醫師賦能、開業攬客能力,同時提升病患的看診品質。醫生的工作過程中,應該有更科學的數據輔助,讓醫生的技術和醫療的行為都可以有效的流程化、品管化,才能

放大醫生的能力和診所的營運效率。

　　創兆生技團隊非常跨界，結合了醫療、科技、零售產業的專業人士，提供的服務則包含診所選址、內部設備系統的架設、行銷獲客，以及提升服務品質等，比如將 Beacon（低功率藍牙發信器），結合診所的 line@，從病患接近、進入診所到離開為止，診所都能夠推播有用的客製化訊息，有效改善服務流程與顧客體驗。

　　創兆生技還結合智慧戴裝手錶，讓病患在看診之外，持續測量血壓、心跳等各項健康指標。羅士傑以牙齒矯正為例指出，矯正後，一般人看的只是美不美，但真實的生理數據卻並未被收集與評估，好比病患呼吸道體積是否受到影響、血氧濃度是否降低等，這個做法不只適用於牙科診所，也適用在不同領域的診所當中。

　　羅士傑認為，評量一家新創公司的成功與否，很重要的關鍵是能否落地，是不是可在當地當時獲利。當他確定多數診所需要數據支持的服務後，才創立公司。下一步，創兆的服務將從牙醫擴展到中醫，還將前進美國、東南亞及中國等市場。

05 智慧型牙醫新面貌

    提到智慧型牙醫這個主題，不由得讓我會想起 2010 年 4 月 18 日成立台灣牙醫數位學習學會的斯情斯景。當年的這項創舉，證明了台灣牙醫界具有前瞻性的視野，如今 12 年過去了，台灣的數位學習和智慧型牙醫，也都有了長足的發展與進步。相信牙醫界眾志得以成城，未來不僅在台灣發光，也可在國際發熱。

從預測到精準化 智慧型醫療 5 項核心價值

    在談智慧型牙醫之前，我們先來談談智慧型醫療，也可以稱作「醫療 4.0」，是指利用大數據分析、智能整合方式進行醫療，包含五個核心價值（簡稱 5P），亦即預測（Prediction）：利用大數據預測病情；預防（Prevention）：預測可能會得到什麼疾病後，就要能夠預防；個人化（Personalize）：根據每個人的狀況給予個人化醫療；參與化（Participate）；精準化（Precision）：精準醫療。

    首先要介紹的是，由衛生福利部捐助的財團法人醫院評鑑暨醫療品質策進會（簡稱醫策會），於 2019 年成立的「台灣智慧

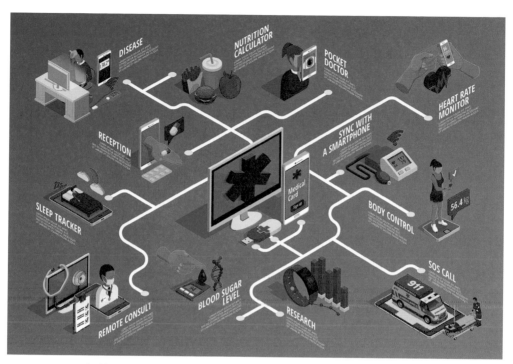

智慧型醫療也可以稱作「醫療 4.0」。

醫療創新整合平台」（Health Smart Taiwan，HST）。鑑於醫療照護及資通訊科技為台灣最具實力的兩大產業，為展現出醫療與科技跨界整合的發展潛力，醫策會自 2013 年開始徵選智慧醫療應用的優秀案例，並在舉辦的「國家醫療品質獎」中，設立「智慧醫療類」競賽，選拔優秀智能化的機構與實際案例，希望藉此促進機構之間的標竿學習，同時帶動更多資訊科技共同投入健康照護產業。

在政府政策大力支持之下，台灣醫療照護及資通訊科技兩大

產業合作無間，有關智慧醫療的服務方案不斷推陳出新。比如，2021 年底在台北舉辦的智慧醫療論壇中，就可看到醫療與科技兩大領域的業者，針對台灣發展智慧醫療過程中面臨的痛點，提出不同面向的觀點與解決方案，除了全天精彩的議程主題發表之外，現場有多達 14 家供應商展出實際應用方案，供參觀者進一步了解產品細節與運用場景，並同步媒合各種可能合作機會。

其中，研華科技展示 RYLS 即時定位系統支援 BLE，為人員、設備、資產精準定位，院內導航指引路線；意法半導體展示最新款 ST25DV-12CNFC 動態標籤，幫助醫療設備系統更快速讀寫標籤晶片的儲存數據；華碩展示可攜式超音波解決方案、影像管理平台可檢視影像資料，提供 AI 影像輔助診斷功能節省醫護人員作業時間；施耐德利用 EcoStruxure 整合式方法，協助醫院整合電源、伺服器機房、門禁保全、照明控制等系統；安心資訊平台提供多項醫療器材環境可靠度測試、法規驗證、醫材軟體確效等服務；Veeam 提出醫療院所的重要資料保護方案，提供備援與復原、自動化準備以及確保資料安全；緯謙提供以病患為中心的數位醫療服務大數據整合與分析平台；威強電打造醫療護理台車電腦 POCm，幫助護理師確立工作項目，提升服務品質；聚碩科技展示 Hitachi 儲存架構解決方案，針對醫療院所提供物件儲存，搭配相關軟體，強化醫院營運能力；艾訊開發醫療級嵌入式系統 mBOX600，整合分析軟體，為醫院提供高階醫學影像分析服務。

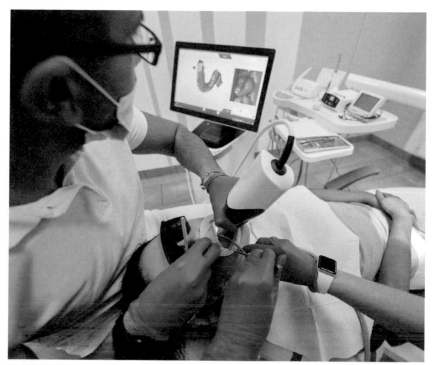

智慧型牙醫的目標是：節省判讀時間、避免人為疏漏、幫助患者理解和醫師治療。

牙醫師對 AI 有三大期待 首要節省判讀時間

　　在智慧牙醫方面，台灣牙 e 通致力於替牙醫師打造有效率的工作環境，為了符合並滿足使用者的需求，持續不斷透過訪談醫師的回饋反映在應用上，期使讓最終成品更臻完善。依據受訪牙醫師對 AI 的三大期待，包括：節省判讀時間，避免人為疏漏；減省照片整理時間；幫助患者理解，協助醫師釐清治療目標。

在節省判讀時間，避免人為疏漏方面，主要是希望更正確自動判斷根管長度、鈣化、彎曲與數量，以及輔助診斷。醫師的說法，包括：

「X-ray 幫你畫出根管型態，可以知道哪邊需要注意（分岔等）。」

「X-ray 上看到哪些疾病，或是遠端拍照片看有沒有急迫性需要回診、是什麼狀況。」

「（針對根管判斷、輔助診斷）平常連拍 CT 都要看很久，有這個就可以節省判讀的時間。」

在減省照片整理時間方面，主要是希望自動修圖（翻轉、裁

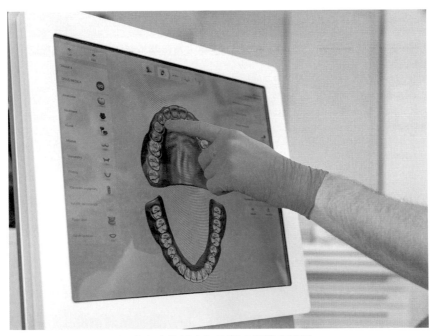

幫助患者理解，可以提高患者的健康知能與改善醫病溝通。

切、調曝光），以及照片搜尋整理耗時、照片自動整理、歸檔。
醫師的說法，包括：

「像我有些照片會整理到 ppt 裡面，要放到對應的位置，還要左右上下翻轉，雖然很快，但還是很冗。AI 應該可以處理這個。」

「如果可以簡單掃個 QRcode，讓照片自動進資料夾就好了！」

幫助患者理解 有助醫病溝通

在幫助患者理解，協助醫師釐清治療目標方面，主要是希望術後照模擬或不治療後果照模擬，以及臉型變化、自費 crown / veneer / overlay。醫師的說法，包括：

「治療部分可以做 simulation，不管是照片或是影像上，對於 demo 讓病人對於理解治療會更容易，對我們治療目標也會更清楚。」

「如果可以的話，模擬畫面最好是患者本人的口腔狀態。因為病人對於牙齒知識的理解程度是近乎於零，所以你給他看別人的牙齒，他可能很無感。如果看到是自己的牙齒，最好是可以搭配一個口外照，看到他的臉，笑起來的時候變成一口爛牙，他會比較願意配合治療……。」

「臉部變化或自費講解，例如選這個假牙就會長這樣，選

pfm 就會有黑邊。」

　　綜觀訪談的結果，幾乎所有醫師對智慧牙醫都抱持正向的看法。除了希望透過 AI 減少目前治療判斷與照片整理的時間外，也期待利用模擬照幫助患者預見疏忽治療的後果及積極治療的成果，藉以提高患者的健康知能與改善醫病溝通。

　　接著，我們來看牙科醫療服務平台。

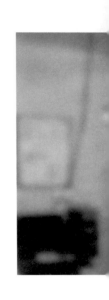

牙科資訊平台 優化患者療後服務鏈

　　華致資訊攜手佳世達科技於 2018 年 7 月建置牙科醫療服務鏈資訊平台，藉由醫療服務諮詢機器人，將牙齒保健知識融入生活，透過醫療體系建置的 APP，連結醫療院所對於患者診療後的關懷及定期牙齒保養追蹤，建立智慧健康生活型態，創造新型態健康傳播方式，增進民眾正確牙齒保健知識，並獲得經濟部工業局科技研究發展專案──產業升級創新優化的肯定。

　　此一平台創立「牙科醫療程序軸」，將每次的牙科醫療視為專案，結合知名雲端服務供應商，建置安全、專業、簡單、完整的資訊服務。因應需求變動的流程設計、安全的醫學影像檔案保存機制、快速且容易操作的使用者介面，讓系統的使用同時達到用戶操作要求、提升工作效率、以及資料存放的安全考量。

　　使用這套服務的欣典牙醫診所表示，華致資訊開發以病患為中心的數位牙科服務系統，從術前醫囑、診前準備、試行治療、

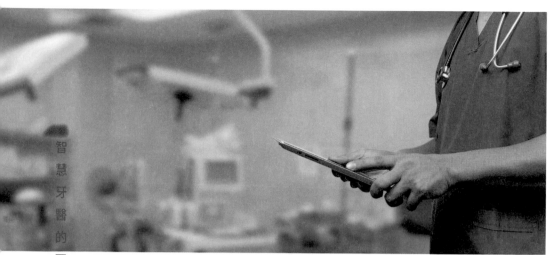

智慧型醫病平台,提供醫師及醫療院所線上化的完整解決方案。

術中治療、術後關懷、定期追蹤,雲端儲存與傳輸病患資料,數位醫療儀器輔助臨床工作,完整結合資訊科技與醫療實務的智慧醫療資訊科技應用方式,為牙科診所作為建立良好醫療工作示範。

　　另一新智慧型醫病平台,提供牙醫師及牙醫診所線上化完整解決方案,同樣在 2018 年建置完成,由丹科智慧平台股份有限公司(Dent&Co)邀請牙醫師與工程師所共同開發,致力於用更有效率、更便利和更輕鬆的方式解決牙醫師和牙醫診所經營上的大小事,並與各大健保系統廠商串接合作,提供一系列自動化流程,除了讓使用者從提醒、蒐集評價、推薦好友、觀看實際案例、完成預約等能一站完成,也協助提供牙醫師與牙醫診所線上化的解決方案,以更便利、更透明化的方式將牙醫服務和一般使用者

進行串聯。

自動化機器人系統 改善服務流程

　　丹科智慧平台以自動化機器人系統來改善人工電話約診、紙本病歷建檔，降低時間及人力的耗費，讓醫師更快速地掌握病人動態，快速蒐集並分析病人的看診經驗及評價，並提供輕鬆上手的網路行銷方案，減少架設網站和粉絲團專頁的成本和不確定性。在患者方面，提供不同醫療入口、線上預約功能及精準的評價體驗供民眾選擇及參考，在方便的時間預約到適合自己的牙醫師，並獲得良好的看診體驗；在醫療院所方面，透過 AI-CRM 服務，幫助診所蒐集評價及網路行銷來增加患者流量，以減少人力浪費，還有線上約診，讓民眾查詢特定地區、特定治療有空檔的診所來預約，以利填補診所空檔時段或獲取特定治療類型的病人，使醫療院所和患者雙方都得到最大效益。

　　事實上，台灣數位牙醫的優勢，還可以持續放大，走向世界。誠如悅庭牙醫診所創辦人曹皓崴說的，悅庭借助艾瑞瓷牙科繼續教育中心的數位科技專業，達到垂直整合的治療效果，除了繼續扮演研發生產角色，還會將成功運用於醫院臨床的數位技術與醫材產品，吸引牙材廠商，讓他們看到台灣醫療的需求與能力，並轉輸出至其他國家，彰顯 Taiwan can help 的醫療科技優勢，「因為台灣無論在牙醫技術、數位科技、人才及環境上，已經準備 20

年之久，成熟且健全，缺乏的是一個能互相溝通和串接的平台，這個平台不只能健全台灣牙醫體系，還能讓台灣醫療技術躍上國際舞台」。

轉型成全方位數位牙科診所的四要件

在〈智慧型牙醫新面貌〉這章的最後，要特別介紹我在 2021 年開設的「數位牙醫診所的創新服務流程管理」課程，就是希望透過培養人才，協助台灣發揮數位牙醫的優勢，走向國際並發光發熱。

從傳統牙醫診所轉型成為全方位數位牙科診所，除了經營者要擁有強烈的動機，豐富的專業知識以及堅強的服務團隊之外，至少尚需具備下列四個條件：

第一、引進全方位智慧型牙科管理系統 DAIMS（Dental Artificial Intelligence Management System）。經營績效良好的診所，必定是整體治療、服務流程及品質控管標準化、效率化，而且患者滿意度高。如何透過大數據分析，篩選出適當的病患，導入數位牙科高附加價值的服務項目，創造貢獻度，才能真正有效提升診所的營績效益。

第二、導入數位牙科硬軟體設備及流程。建置全方位數位牙科診所，需要導入高科技的數位牙科設備及軟體，再結合上述 DAIMS，才能轉型成為全新的數位牙科診所。由於投資高科技的

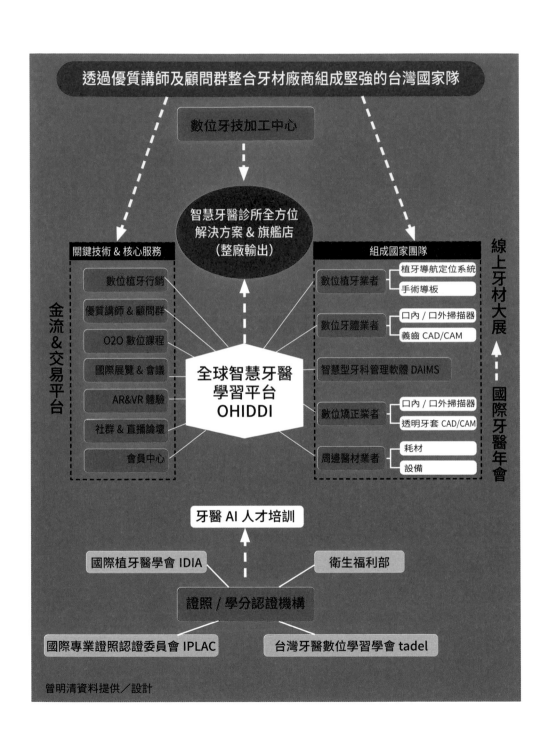

透過優質講師及顧問群整合牙材廠商組成堅強的台灣國家隊

數位牙技加工中心

智慧牙醫診所全方位
解決方案 & 旗艦店
（整廠輸出）

關鍵技術 & 核心服務

數位植牙行銷

優質講師 & 顧問群

O2O 數位課程

國際展覽 & 會議

AR&VR 體驗

社群 & 直播論壇

會員中心

全球智慧牙醫
學習平台
OHIDDI

組成國家團隊

數位植牙業者 | 植牙導航定位系統 / 手術導板

數位牙體業者 | 口內 / 口外掃描器 / 義齒 CAD/CAM

智慧型牙科管理軟體 DAIMS

數位矯正業者 | 口內 / 口外掃描器 / 透明牙套 CAD/CAM

周邊醫材業者 | 耗材 / 設備

線上牙材大展

國際牙醫年會

金流 & 交易平台

牙醫 AI 人才培訓

國際植牙醫學會 IDIA

衛生福利部

證照 / 學分認證機構

國際專業證照認證委員會 IPLAC

台灣牙醫數位學習學會 tadel

曾明清資料提供／設計

數位牙科設備及軟體所費不貲，初期可以考慮先採取租賃方式，向數位牙科業者擇優配套使用。

第三、發展特色化的數位牙科診所。由於建置全方位數位牙科診所金額龐大，且無法全面性涵蓋所有治療項目，比如數位植牙、數位矯正、數位牙體、數位美容牙科等，因此發展不同型態，有特色、差異化的優質診所，將可提供傳統牙醫診所轉型的重要參考。

第四、發展診所品牌及數位行銷。最主要是善用數位及社群媒體，比如透過「Google 我的商家帳戶」刊登資訊，利用免費的商家檔案，在 Google 搜尋和地圖上觸及更多的潛在新患者，建立官網並做好內容行銷，持續產出好的文章或故事，優化網路聲量，吸引更多新的患者；再透過完善的醫療服務，以及臉書、line @等社群平台和老病患維繫後續的互動與關係，形成正向迴圈。

NOTE

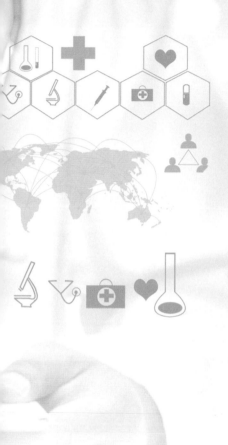

2030 後未來牙醫的半堂課

1. 請您發揮想像力，以牙醫師的角度，描述一下 2030 後未來牙醫診所的樣貌。
   （可以從診所硬體、軟體、技術、服務方式、診所設計……等各方面自由發揮）
2. 請您發揮想像力，以患者的角度，描述一下 2030 後未來牙醫診所的樣貌。
   （您希望去什麼樣的診所看診？接受怎樣的服務？從診所硬體、軟體、技術、服務方式、診所設計……等各方面自由發揮）

字數不限

可以掃描附件 QR code 回答上述問題，將可獲得免費線上課程及參加大摸彩活動。

【半堂課】QR Code 使用方式及步驟：
1. 掃描 QR
2. 免費註冊、登入
3. 輸入折扣碼 20220529
可免費上課（線上課程 2 小時，價值 1499 元）
4. 留言（筆記、討論、成果分享或評價，皆可）
5. 完成後可參加摸彩，得大獎

從數位轉型到智慧學習

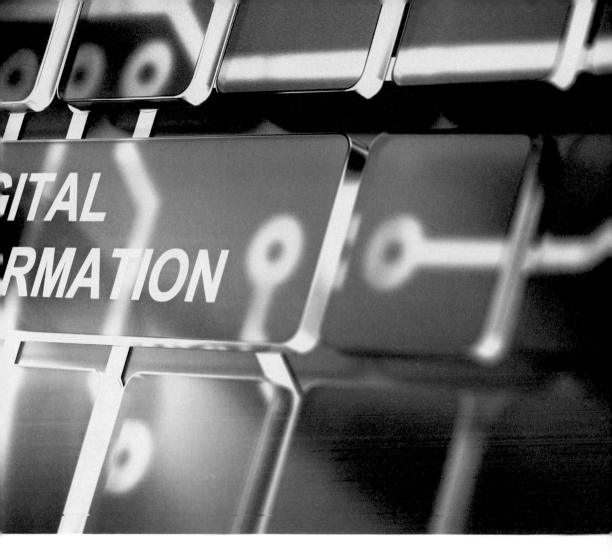

08 智慧學習四層次

◎ 從數位轉型到智慧學習的半堂課

06 數位轉型的終極

這些年來，數位轉型這四個字，在台灣產業界早已是大家朗朗上口、耳熟能詳的關鍵詞了。在報章雜誌、專業期刊上，有關數位轉型的論述專文非常多，可以用「不可勝數」來形容。我想，談到數位轉型，要先了解它的「三階段論」。

資料 技術數位化 數位轉型三階段

這三階段各是什麼呢？第一階段是資訊（資料）數位化，也就是將類比資訊及文件轉換為數位格式；第二階段是技術數位化，也就是在現有的企業管理流程中應用數位技術；第三階段才是數位轉型，具體內涵則在於重新定義顧客體驗、商業模式及營運流程，找到新的方式提供價值、創造營收並提升效率。

在數位轉型「三階段論」當中，第一階段已是多數人的共識，甚至是常識了，台灣在第二階段的進步非常快速，技術力也不成問題，講到第三階段，成敗都有，至於為什麼會成功？為什麼會失敗？正是我們要探討的重點。

雖然前面提到技術力不成問題，但在啟動數位轉型工程的過

DIGITAL TRANSFORMATION

| 技術 | 溝通 | 數據 | 物聯網 | 自動化 | 聯網 |

程中,除了主其事者有沒有這樣的概念與能力、組織有沒有完善的規劃和動能之外,我們還是要明白,新興技術的興起和成熟,其實是支撐數位轉型的基石。舉其犖犖大者:

第一、現代企業資源規劃(ERP)和資料庫技術的快速進步。ERP 支援公司營運所需的財務、人力資源、製造和供應鏈等所有重要流程,是現代企業的必備系統;新一代 ERP 系統擁有雲端運算、AI 等技術的支援,不僅能處理和管理大數據,還能有效分析和進行學習。此一龐大的資料庫和運算能力,基本上算是企業數位轉型的大腦。

第二、雲端運算及人工智慧(AI)、機器學習(ML)演算技術的日益成熟。雲端基礎架構是推動數位轉型成功、建立物聯網與串聯商業系統的核心元素,組織可依自身需求自訂資料分析設定,再透過人工智慧和機器學習的進階分析,可提供深入、準確且可據以行動的洞察資訊,有利於組織的有效決策和行動,進而掌握商機或化解風險。

第三、物聯網(IoT)和流程自動化(RPA)的整合和運用。

物聯網裝置和機器的普及化，搭配自動化流程的程式設計，用以執行重複或預先設計的任務，不僅可即時傳送和接收數位資料，同時運用人工智慧技術持續分析這些數據，進而了解這些重要資訊的關聯性、掌握趨勢走向，協助判斷行動方案，擴大了企業數位轉型的量能。

換言之，一個組織推動數位轉型，到底能否順利成功？第一步在於將數位技術和解決方案整合至企業各個領域的多寡，第二步在於這樣的轉變內化為組織文化的深淺——唯有組織徹底改換原有的營運方式，且能為客戶提供好的體驗和效益，這才是數位轉型的真諦。

誠所謂「學海無涯，唯勤是岸」、「活到老、學到老」，學習是沒有止境的，因此，這第二步，我稱之為「智慧學習」——持續朝著「不斷精進的目標」精進的能力。這其實是數位轉型「三階段論」中最重要的部分，是成敗的關鍵。簡單來說，「沒有最好，只有更好」、「精益求精」、「止於至善」這些的老生常談，能不能知行合一？能不能持續不斷？是數位轉型能否落實、能否成功的根本。

醫學研究和診斷 高度依賴 AI 技術

關於智慧學習的方法和層次，容本篇的後面兩章再聊。在此，先說說醫療產業的數位轉型需求以及牙醫界的現狀。

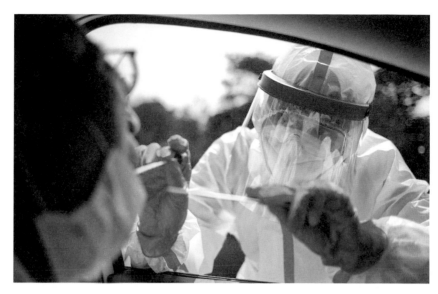

新型冠狀肺炎病毒（COVID-19）席捲全球，為世界帶來一場大災難，也加速全球醫療健康產業的數位轉型。

　　為滿足病患在被照護時的身心需求、醫護人員在工作時的執業改善，讓施用者和使用者都得到安全感、有信心，數位技術在醫療保健上應用，可以說是承擔著非常複雜的工作負荷——醫學的研究和診斷，高度依賴 AI 和機器學習技術的協助；醫師手術和醫療裝置，則需要高速且準確的強大雲端系統和資料庫技術的支援。

　　全球醫療產業推動數位轉型，雖然已經有些時日了，但如同本書第一篇所提到的，新型冠狀肺炎病毒（COVID-19）席捲全球，為世界帶來一場大災難，全球醫療健康產業不得不加速創新，也因此，包括透過人工智慧、機器學習和醫療物聯網（IoMT）

等技術應用，以及高效的醫療科技（Healthtech）解決方案，紛紛應運而生，既減輕醫護人員的工作負擔，也提高了照護病患的醫療品質。特別在醫院超負荷的工作環境中，醫護人員尤其需要一套可靠、及時的方案來優化對病患的服務。由於醫界普遍無力解決資料互換與整合的問題，從過去的單點解決方案，必須快速實現數位化、自動化，並匯集到單一雲端服務平台的解決方案，已經成為不得不推行的重點工作了。

為確保醫護人員安全，首要任務是對 COVID-19 確診患者採取隔離措施，因此，支持虛擬照護和遠距患者檢測的醫療數位技術，成了最迫切的需求。比如，利用體溫感測的傳感警報器監測來往人群健康狀況，透過雷射掃描驗證洗手的情況，都是在無需透漏個人身分訊息的狀況下，以確保社交的距離，有效防止病毒

因應後疫情時代，牙科診所善用防疫醫材有效隔離、保護病人。

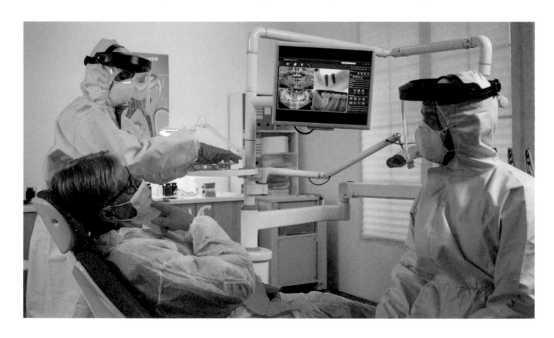

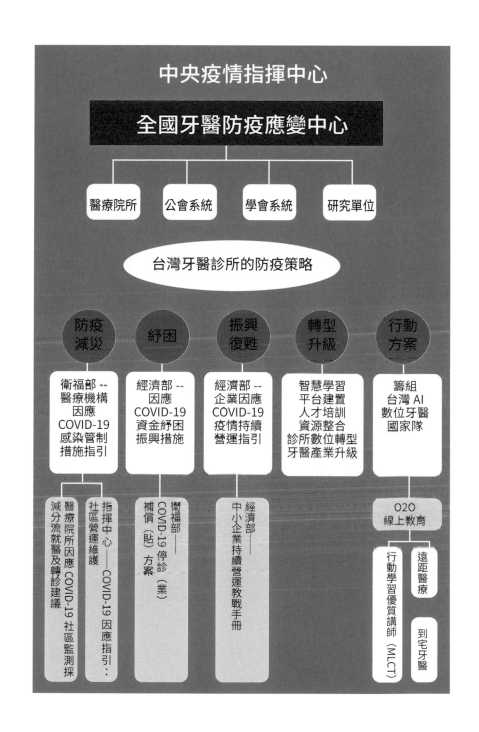

的傳播。

感染新冠病毒的風險 牙科排行數一數二

　　論及與病人及其飛沫近距離接觸最為貼近且頻繁的醫療科別，牙科治療排行數一數二，應屬無庸置疑；在醫病安全這個議題上，COVID-19 對牙醫師、牙醫界的影響與衝擊，則是立即而明顯。也因此，COVID-19 對催生牙醫界的數位轉型、促進數位牙醫（Digitial Dentistry）的發展，都起了實質而關鍵的作用。

　　因應後疫情時代，牙科診所出現三大趨勢。第一、善用防疫醫材有效隔離、保護病人；第二、透過數位牙科技術縮短患者停留在診所裡的時間和減少往返診所的頻率；第三、建立垂直整合系統，採一條龍方式為病人服務，讓診療的感染管控全程掌握在診所手裡。

　　當我看到 COVID-19 疫情席捲全球，想到台灣優勢的牙醫人才及資源，於是主動發起「AI 數位牙醫」國家隊，希望號召 108 位牙醫菁英，共同發揮人溺己溺的精神，全力協助因 COVID-19 疫情重創的國內、外民眾甚或國家。

　　依照「AI 數位牙醫」國家隊計畫，短期目標是：全民抗疫大作戰，口腔保健最重要；減少社區傳疫情，遠距醫療做前鋒；到宅牙醫不打烊，自主管理一口發；停診停課不停學，AI 牙醫做得到。中長期目標是：協助牙醫診所解決營運困境、傳統牙醫產

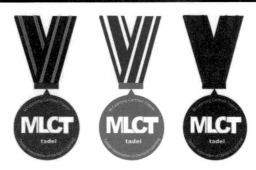

AI 數位牙醫國家隊-優質講師標章

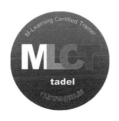

業數位升級轉型,並透過各界的資源整合,發揮台灣 AI 數位牙醫軟實力,開發國際市場。

AI 數位牙醫國家隊防疫戰 兵分三路

　　根據這項計畫所擬定的防疫作戰策略,是採兵分三路、分進合擊。第一路以「到宅牙醫」當先鋒,決戰病毒於院外;第二路以「數位牙醫」當中軍,協助傳統牙醫院所數位升級,運用 AI 科技,減診、分流,建構堅強防護網,以保護自身與患者的健康安全;第三路則是集結全台灣的牙醫菁英,組成「O2O 線上學習」講師團隊,快速培訓 AI 數位牙醫人才,提供前線源源不斷的兵力。

總之，台灣牙醫界想要自助或是助人，都非常依賴數位牙醫軟實力的展現。接著，我要分享兩個實例，來說明台灣牙醫界數位轉型的現狀和可能的未來。

　　其一，「EasyPrep 兒童口腔吸唾隔離器」在全球第一個牙科群募平台 TOOTH FAERIE 發布募資專案，上線一個多月，隨即獲得台灣、日本、東南亞等地牙醫師的好評與推薦，已銷售至中國、泰國及馬來西亞等地，尤其深受泰國牙醫的青睞，成為當地熱門的防疫醫材。這是運用數位平台行銷口腔醫材的好案例。

　　由艾瑞瓷團隊所研發的「EasyPrep 口腔隔離系統」，之所以受歡迎，主要是在牙醫診間，牙科高速手機和超音波潔牙機運轉時，會產生大量的飛沫及氣溶膠，一般牙科吸唾沒有辦法完全移除這些飛沫及氣溶膠，飛沫與氣溶膠會附著在醫療人員的頭髮和衣服上，成為病毒的傳染來源，而「EasyPrep 口腔隔離系統」的「可撓式結構」能包覆術區、「強力吸唾孔洞」能夠速排飛沫，兩大特色可有效降低飛沫及氣溶膠情況，減少病毒傳染途徑。

　　其二，悅庭牙醫診所研發的「同步模式」數位牙科治療流程，將數位工具和治療流程進行深度整合，進而提高假牙治療效率，使只需安裝假牙或假牙套的病患，都可以在一天內完成，也因為「同步模式」在牙科治療上的創新性和代表性，榮獲第十六屆國家新創獎臨床新創獎。這是數位牙醫的典範之一。

　　何謂「同步模式」？在接受《科技報橘》數位媒體採訪時，獲獎的悅庭牙醫院長曹皓崴形容，就像廚師上菜一樣，在每炒完

一盤菜就立即端上桌，客人就能在廚師持續炒菜時，同步品嚐美食，而非等到全部的菜都煮完才能開動，增加吃飯時間與客人用餐滿意度，也就是當醫生在處理牙齒時，電腦設備也同步在協助醫師處理牙齒，好比病患一次要處理 8 顆牙齒，以前的做法可能是一次擷取 8 顆牙齒的影像，再交由電腦一次處理完，「同步模式」的做法則是分批處理的概念，讓醫師先處理少部分牙齒，當電腦在執行影像建模時，醫師再繼續處理其他批牙齒，不僅能降低電腦停機時間，更能提升人機協作的最大效益。

從以上的兩個例子，足以說明台灣牙醫數位化具有一定的國際競爭力。然則，談到數位轉型的終極努力目標，我想，總結四個字：「止於至善」。

07 有效學習的方法

　　什麼是學習？是指因經驗而引起的行為、能力或心理傾向相對持久的變化過程。何謂學習歷程？係指從發現問題到解決問題的過程。至於有效學習又指什麼？意即基於經驗或實踐的結果而有了持久或相對持久的一致性行為反應。總合而言，語出《中庸》的「博學之，審問之，慎思之，明辨之，篤行之」，可以說是學習、學習歷程和有效學習等三個語彙的最大交集與共同定義。

解決問題的四個思考層次 從發現開始

　　站在人的角度，一輩子所有遭遇的問題形形色色，有很多不同的類型，有大的問題，有小的問題，有壞的問題，也有好的問題……。更有許多不是非黑即白、有兩極化答案的問題，有些容易回答、有些不好回答，也許還有回答不出的問題。

　　進一步延伸探討有效學習的方法，首在了解解決問題有四個思考層次，包括：發現問題的意識、解決問題的動力、解決問題的能力，以及讓問題不再發生的能力。

　　以牙齒病痛為例，至少要有發現問題的意識，即便牙齒有病

也不知道，那就是無「病識感」；一旦有了「病識感」，就應啟動解決問題的動力，例如病患覺得牙周病雖然不痛、不影響生活，但仍希望擁有牙齒的健康，故請醫師積極處理，這就是具備解決問題的動力；如果病患需要植牙，牙醫師也具備植牙的技術，這就是解決問題的能力；若有能力使問題不再重複發生，亦即帶給病患「預防重於治療」的能力，這就是讓問題不再發生的能力。

接下來，我要介紹以下幾種如何解決問題的思考模式與方法，分別是「四象限法」、「三分法」、「曼陀羅九宮格思考法」、「邏輯樹狀圖」、「金字塔原理」以及「TOC 限制（或瓶頸）理論」。

第一種「四象限法」

四象限法最常見的是，時間管理理論的四象限法，在紙上畫兩條線，分別寫出重要和緊急兩個不同的程度，然後分為四個象限，分別是：第一象限「緊急又重要」，例如面臨破產、健康亮紅燈等；第二象限「重要但不緊急」，好比準備退休金、培養良好人際關係等；第三象限「不緊急也不重要」，譬如打電動、聊八卦；第四象限「緊急但不重要」，比如開會前突如其來的訪客等。

關於學習的四象限法，則以容易 / 不容易回答為縱軸、具啟發 / 不具啟發為橫軸，區分好問題、小問題、大問題、壞問題等

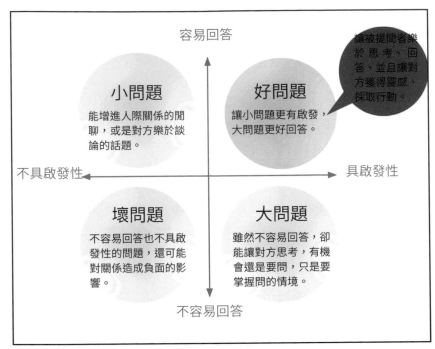

解決問題的思考邏輯象限圖

容易回答

小問題
能增進人際關係的閒聊，或是對方樂於談論的話題。

好問題
讓小問題更有啟發，大問題更好回答。

讓被提問者樂於思考、回答、並且讓對方獲得靈感、採取行動。

不具啟發性 ← → 具啟發性

壞問題
不容易回答也不具啟發性的問題，還可能對關係造成負面的影響。

大問題
雖然不容易回答，卻能讓對方思考，有機會還是要問，只是要掌握問的情境。

不容易回答

四個象限，是思考問題和解決問題的途徑之一，要達到的目標則是：讓被提問者樂於思考、回答，並且獲得靈感、採取行動。

第二種「三分法」

最常見案例是如何把 9 塊巧克力平均分給 4 個小朋友？

各自的解答分別是：一、直接把 9 除以 4 等於每人 2.25 塊，這種作法屬於邏輯思考（垂直思考），即正面解決、把問題分解為各個小問題，是執行者的思考方式；二、把巧克力先融化後再

平均倒入 4 杯中分給 4 個小朋友，這種作法是橫向思考（水平思考），多角度切入、找出最佳方案、易於看到新的觀點，是創新者的思考方式；先把第 9 塊吃掉，剩下 8 塊平均分 2 塊給每位小

解決問題的思考邏輯三分法

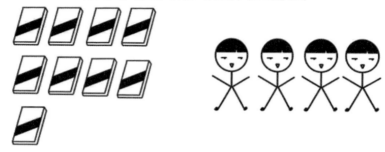

朋友，這種作法則是批判性思考，質疑的所有前提，找出正確的道路，是領導者的思考方式。

以下是如何解決問題非常著名且常見的案例，是突破既有框架、兼具水平思考與批判性思考的方法。題目是：如何用 3 條直線把以下 9 個點連起來？如果只按照一般性地邏輯思考，可能就

題目：

答案：

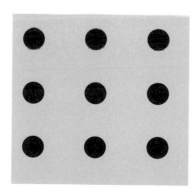

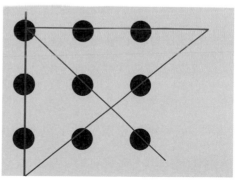

解決問題的思考邏輯九宮格思考法

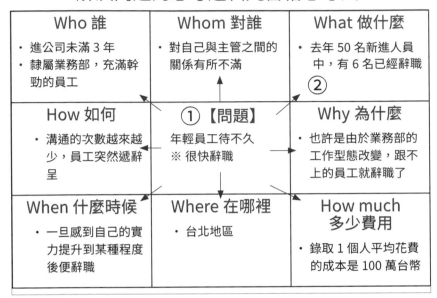

Who 誰	Whom 對誰	What 做什麼
・進公司未滿 3 年 ・隸屬業務部，充滿幹勁的員工	・對自己與主管之間的關係有所不滿	・去年 50 名新進人員中，有 6 名已經辭職 ②
How 如何	① 【問題】 年輕員工待不久 ※ 很快辭職	Why 為什麼
・溝通的次數越來越少，員工突然遞辭呈		・也許是由於業務部的工作型態改變，跟不上的員工就辭職了
When 什麼時候	Where 在哪裡	How much 多少費用
・一旦感到自己的實力提升到某種程度後便辭職	・台北地區	・錄取 1 個人平均花費的成本是 100 萬台幣

會侷限在框框之內而走不出來，務須跳出框框來想。

第三種「曼陀羅九宮格思考法」

　　以下要介紹的是「曼陀羅九宮格思考法」，所有問題以 5 個 W、2 個 H 分散在 8 格內，把問題寫在九宮格的中間，其他八格可以分散式、放射式作法來填入。例如，置於中間的問題為「牙醫診所中的年輕員工待不久」，這也是許多診所都會面對到的問題。該如何解決這個問題？以何種架構形式來思考此問題？如何系統化來合併思考？

第四種 「邏輯樹狀圖」

　　由於解決問題通常不能只靠一個方法，需要找出更多的解決方案。同樣的，人的一生也不能只靠一張樹狀圖，還需要另外四張圖來解決不同的問題。如果想改善問題，最常用的方法是邏輯樹狀圖。它將大問題拆解成無數個子議題，也就是使用以上的樹狀圖，把問題分成小問題，小問題再分成更小的問題。如果想解決問題，可以使用流程圖；想找出對策的話，可使用矩陣圖；若

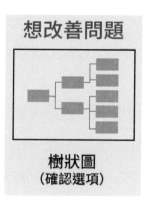

想改善問題

樹狀圖
（確認選項）

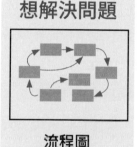

想解決問題

流程圖
（掌握因果）

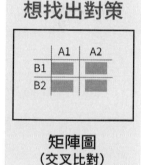

想找出對策

矩陣圖
（交叉比對）

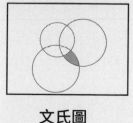

想尋求共識

文氏圖
（比較交集）

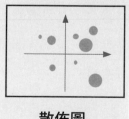

想做出共識

散佈圖
（價值定位）

要尋求共識，可使用圈圈交集圖；想要選擇一個好的方案，可使用價值定位散佈圖。亦即有各種不同工具幫助我們思考，只要能善於運用即能找出最佳答案。

第五種「金字塔原理」

《金字塔原理》這本書的作者芭芭拉・明托（Barbara Minto），畢業於哈佛大學，是麥肯錫諮詢公司第一位女諮詢顧問。她致力於探索條理清晰文章所必需的思維邏輯，這本書已暢銷 40 多年，不僅是麥肯錫經典培訓教材，甚至成為整個諮詢業的標準，被眾多國際知名企業和世界知名院校拿來做員工培訓的重要著作。

金字塔原理的架構邏輯思維的核心，在於如何從龐雜的資料中區分出有用的資訊，確保自己所提出的論據，足以涵蓋且回答整個問題，是「建立邏輯」的最根本關鍵，而「MECE」正是金字塔原理中，以系統的方式為原始資料分門別類的技術。

MECE 為「Mutually Exclusive，Collectively Exhaustive」的縮寫，意思是「彼此獨立，互無遺漏」，也就是在針對與問題相關的各種資訊進行分類時，做到各部分之間「彼此獨立」、各部分加總的整體「互無遺漏」。

所謂「互不重複」，亦即在思考會對問題產生影響的關鍵因素，或是提出解決問題的方法和證據時，各個觀點不會相互重疊

與抵觸；所謂「全無遺漏」，亦即對問題有周延的檢視，不致於有疏漏，透過將「整體」有系統地區分為彼此互斥、整體窮盡的幾個「部分」，將可避開掛一漏萬的缺失、以偏蓋全的盲點。

MECE 資料分類四步驟：

用四個步驟來完成 MECE 的資料分類，聽起來好像很簡單，要做好、活用卻不容易。《邏輯思考的技術》這本書提出了落實 MECE 的四個步驟，簡要介紹如下：

步驟一：確認問題是什麼？明確辨識當下有什麼問題，又要

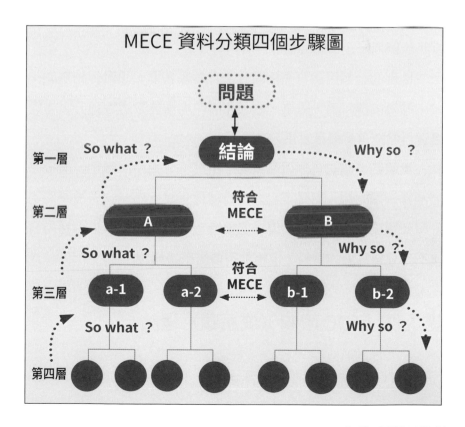

達成什麼目的，才能著手收集所需的資料，不至於漫無目標地東挑西揀，結果得到的都是對問題分析與解決毫無用處的資訊，徒然浪費寶貴的時間和精神。

　　步驟二：尋找符合 MECE 的切入點。這是分析資料最關鍵、也最困難的一個步驟。尋找切入點的最佳方式，建議就是分析「問題」和「目的」，亦即希望透過資料來解決哪些問題？得到什麼結論？都有助於構思出有意義的分類切入點，而「A」與「A 之外」這種分類，基本上是永遠能符合 MECE 的分類邏輯。

　　步驟三：從大分類中思考能否以 MECE 再細分。有時雖已完成資料分類，但可能切得太寬鬆，以致無法從中得到有意義的資訊。例如，企業在分析客戶資料時，

　　性別的分類固然可完整區分所有顧客名單，卻對行銷幫助不大，還須依據年齡、職業、收入和居住地等變數進行細分，才能讓資料發揮有意義有實用的功能。

　　步驟四：確認有無遺漏或同一項目可分屬不同類別。最後必須審視分類的切入點是否合宜，也就是有沒有哪些資料被歸屬到多個分類或根本找不到歸屬。必要時也可用「其他」來含括所有找不到分類歸屬的資料，但絕對不要濫用這個做法。

第六種「TOC 限制（或瓶頸）理論」

　　「TOC 限制（或瓶頸）理論」是 Theory of Constraints 的

簡稱，由以色列物理學家高德拉特（Eliyahu M. Goldratt）博士所創。他認為，組織就像一條鏈條，每個部門是鏈條中的一環，系統的強度取決於鏈條中最弱的一環，而非最強的一環，所以要讓組織變強，就要把對最弱的一環著手。這最弱的一環，我們稱之為瓶頸或者是限制，它會阻礙或限制了系統變得更強。如果比喻成沙漏，那最中央決定沙漏速度的凹狹之處，就是所謂的瓶頸或者是限制。

TOC 理論可應用於任何行業，包括營利和非營利機構。已知應用 TOC 理論的產業包括：航太工業、汽車製造、半導體、鋼鐵、紡織、電子、機械五金、食品……等，還有學校、醫院、財團法人、政府機構等，甚至也用在個人決策與生涯規劃。

TOC 理論強調任何組織成立之初必然有一個目標，但同時存在著許多限制阻礙組織達成這個目標，為了達成其更高的績效，必須打破這些限制，並做到持續改進。也因此，TOC 理論專注於持續改進時的主要問題有三，依序是：一、什麼要改變（What to change）？首要之務就是找到阻礙其達到更高的績效的限制或核心問題，然後把它弄清楚。二、要改變成什麼（What to change to）？針對上述核心問題尋找解決方案，希望能夠真正達到消除阻礙，讓系統達到高績效。三、如何促成改變（How to cause the change）？找到解決方案後，須進一步分析其障礙為何，並轉換成實施步驟，讓大家都清楚明白，以期順利推行。

以上三個問題可以應用到各式各樣的主題上，包括生產、配

銷、專案管理、訂定公司的方針、溝通、授權，以及組建團隊等。

突破瓶頸 聚焦五步驟：

高德拉特博士還提出處理限制的聚焦五步驟（five focusing steps）：步驟一、找出系統之瓶頸所在（Identify the Constraint）；步驟二、確保瓶頸的地方保持全速前進（Exploit the Constraint）；步驟三、確保其他地方也能配合瓶頸的節奏（Subordinate Everything Else to the Constraint）；步驟四、加強資源去處理瓶頸，讓它發揮更高效的產出，以達到持續改善（Elevate the Constrain）；步驟五、待步驟四打破系統原有的瓶頸，等改進的狀況穩定下來，再重複整個過程，用以打造一個可以持續改善的系統（Prevent Inertia from Becoming the Constraint）。

簡單總結，TOC 理論的核心在於設定目標，學會度量（先找出瓶頸），然後想方設法持續改善。不過，須知瓶頸就是核心，凡是瓶頸之外的改善，都是白搭。

金字塔理論 證實教學相長

「學習金字塔」（Cone of Learning）由美國學者艾德加·戴爾（Edgar Dale）在 1946 年提出的，是當前強調自主學習、展示成果的理論依據。依研究顯示，不同的學習方法達到的學習效果不同，在兩週之後學生對知識的留存率，從 5% 至 90% 不等，

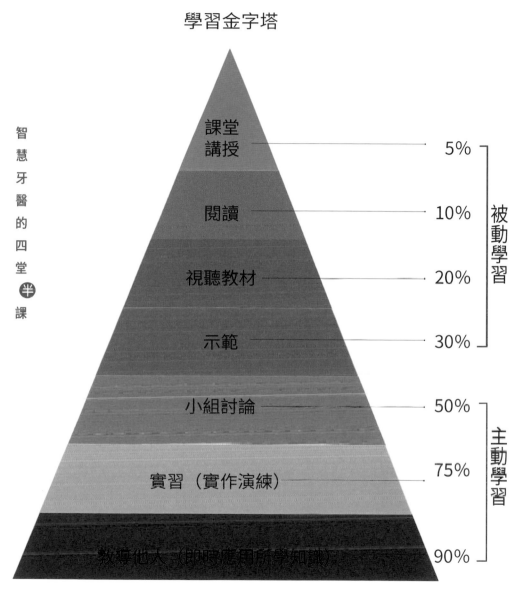

學習金字塔

課堂講授 ——— 5%

閱讀 ——— 10%

視聽教材 ——— 20%

示範 ——— 30%

小組討論 ——— 50%

實習（實作演練）——— 75%

教導他人（即時應用所學知識）——— 90%

被動學習

主動學習

智慧牙醫的四堂半課

資料來源：美國緬因州的國家訓練實驗室
（National Training Laboratories）

分別是用耳朵聽講授保留 5%。用眼閱讀保留 10%、視聽結合保留 20%、用演示的方法保留 30%、採分組討論保留 50%、透過練習操作實踐保留 75%，教導別人保留 90%。由此可見，學習方法不同，學習效果大不一樣。學習內容的留存率不足 50% 的幾種學習方式，都是被動學習或個人學習；而學習內容的留存率達到或者超過 50% 的幾種學習方式，都是主動學習或參與式學習。

本章洋洋灑灑介紹了六種如何解決問題的思考模式以及「學習金字塔」的原理，對有效學習都是有用的方法，其應用巧妙固然存乎一心，就個人來說，唯有不斷練習、持續改善，才是精進學習的不二法門；就組織而言，塑造成「學習型組織」、深化成「學習型文化」，才是有能力挖掘問題、解決問題的組織，這對所有牙醫診所來說，都一體適用。

彼得・聖吉（Peter Senge）在 1990 年出版《第五項修練：學習型組織的藝術與實務》（The Fifth Discipline: The art and practice of the learning Organization）一書後，掀起了全球的學習革命，從政府部門（荷蘭、新加坡）到企業（AT ＆ T、英代爾、福特汽車等）都紛紛推行五項修練 - 系統思考、自我超越、改善心智模式、建立共同願景和團隊學習，期盼能使組織再創佳績。

學習型牙醫診所 應具備四個條件

以「學習型牙醫診所」為例，我認為，應具備的條件與作法

是：（一）明確可行的目標：診所成員都清楚了解診所的方向，且目標係由院長與成員共同參與設定，同心共識完成。（二）優質的組織文化：診所應企劃並營造適宜的組織氣氛與工作情境，使成員能共同建立願景，達到團隊學習的目標。（三）暢通的即時資訊：診所應有足夠資訊提供成員做系統性思考，不斷自我省思與反饋。（四）自我超越的成員：具競爭優勢的診所，成員自我超越的意願極為重要，每個成員能釐清個人的核心價值、信念、肯定醫療工作的神聖使命，持續追求專業的成長，方可在鼓勵創新的團體中互相腦力激盪、改變既存的心智模式，促使組織脫胎換骨。

總之，「學習型牙醫診所」將學習與產出結合在一起，不僅可以讓工作變得有趣、更可以讓工作效能得到事半功倍的效果，並讓學習成為一種診所文化。診所文化之於診所，相當於心臟之於人體一般，是組成診所最重要的一部分。在許許多多管理學的專書中，在教導如何形塑企業文化時，都會將重點放在人才培育上。人才培育除了常見的教育訓練、部門輪調外，更直接有效的方式是，在團隊中打造學習型的組織系統，好比定期的讀書會、分享會等，讓組織自然而然地自主成長。

診所不能只靠院長一個人，打造「學習型牙醫診所」，才能建立最強的團隊，是我念茲在茲的事，也是我成立 DMBA 牙醫經營管理學院的主要目的之一。

08 智慧學習四層次

　　有人說：「智慧首先教人們辨別是非。」有人講：「人的智慧就是快樂的源泉。」有人表示：「智慧不是天公的恩賜，而是經驗的結晶。」還有人主張：「真正的智慧不僅在於能明察眼前，而且還能預見未來。」到底什麼是智慧？看法也許見仁見智、人言言殊。而我個人的看法，比較傾向認同《百度百科》的定義。

　　《百度百科》解釋智慧的大意是：生命所具有的基於生理和心理器官的一種高級創造思維能力，包含對自然與人文的感知、記憶、理解、分析、判斷、昇華等所有能力；智慧讓人可以深刻地理解人、事、物、社會、宇宙、現狀、過去、將來，擁有思考、分析、探求真理的能力。智慧與智力不同，智慧與「形而上之道」有異曲同工之妙，在我們生命中體現為解決問題的能力；智力則和「形而下之器」有若合符節之處，是我們日常生活中必備技能的一部分。

《人間詞話》三境界　為學立志之道

　　我早已到了「耳順之年」，想起王國維《人間詞話》的人生

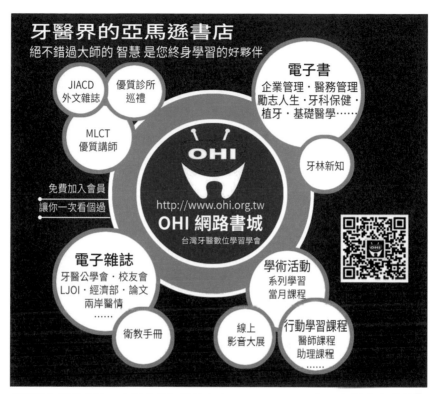

書籍是知識的來源，也是啟發智慧的寶庫。

三境界，字裡行間的形象比喻，表面上是針對學術研究或藝術創造的歷程，實際上是他總括人生奮鬥的智慧結晶，因此，不免聯想到，智慧帶有哲學思想的意涵、人生觀的況味。

《人間詞話》有云：「古今之成大事業、大學問者，必經過三種之境界：『昨夜西風凋碧樹。獨上高樓，望盡天涯路。』此第一境界也。『衣帶漸寬終不悔，為伊消得人憔悴。』此第二境界也。『眾裡尋他千百度，驀然回首，那人卻在，燈火闌珊處。』此第三境界也。」細細品味箇中的意境，是那麼的悠揚而深邃。

想那第一境界，以西風刮得綠樹落葉凋謝，形容當前形勢惡劣，而他居高臨下，看到遠方天的盡頭，為常人所不能至的高瞻遠矚，此境界是下決心立志。看第二境界，描述人瘦了、憔悴了，但始終不悔的精神，訴說遇到各式各樣的困難，依然為了理想堅持到底，此境界既勇於創新也善於等待。碰第三境界，寫出經過多年的磨練之後，人變得成熟了，凡事能明察秋毫，凡理已豁然貫通，自然而然地功到事成，此境界是血汗澆灌出了鮮花、畢生精力鑄造成了殿堂。

古云「讀書破萬卷，下筆如有神」，這兩句名詩出自於唐代著名詩人杜甫的〈奉贈韋左丞丈二十二韻〉，其意思是說：「讀盡萬卷書，那麼寫文章時就會才思泉湧，就像有神仙相助一樣。」引申而言，讀書是獲得知識的重要源頭，而若是讀到《人間詞話》的人生三境界，且有所體悟，那讀書更是開啟智慧之門呢！

請留下大師的智慧

行筆至此，回想起我擔任台灣牙醫數位學習學會第一、二屆理事長，前後長達八年的點點滴滴。我在 2018 年完成任期的卸任感言中，提及 2010 年初任新職時倡議「絕不錯過大師的智慧」的理念，強調由學會主動邀請樂於分享的講師留下他們寶貴的技術與經驗；我在 2019 年卸任理事長一職之後，還大聲疾呼「請留下您大師的智慧」，主張因應 5G 時代的來臨──快速分享、

隨時隨地分享、每一個人皆可分享的特性——鼓勵牙醫前輩、資深講師主動熱忱、積極分享，並透過大數據分析、人工智慧、深度學習等技術，大量快速累積眾人的智慧，將可大大提升台灣牙醫界的知識和技術能量，強化台灣牙醫產業的競爭力。

在卸任感言裡，我提出了「成為一代宗師的三個境界」——見自己、見天地、見眾生。第一個境界「見自己」，如同許多上進的牙醫師不斷學習成長，專研知識與技術，希望有朝一日能成為專科醫師，所謂「不迷不成家」，在這個境界，看見的是個人的執著與深度；第二個境界「見天地」，專業牙醫的學習不囿於門戶之見，不排除異己，不固步自封，跳脫傳統思維，發揮創意，立足台灣，放眼世界，在這個境界，看見的是個人的高度與廣度；第三個境界「見眾生」，既要把學過的東西回饋分享給大家，更要將上面兩個境界的體悟與智慧傳承下去，在見過天地之後，擁有一顆寬廣無垠的心，方得以納入眾生。

智慧學習四層次的啟迪分享

在我的生命歷程中，曾有徬徨無助的時刻，那時我遇見了「心靈導師」——卡內基資深講師郭志鵬。在郭志鵬老師引導之下，我開始學習人際關係與溝通，還有家庭生活如何和諧、工作生命如何平衡，以及心靈成長修行之類的課程，因而改變了人生價值觀，其中「智慧學習的四個層次」的內容讓我受益無窮。我認為，

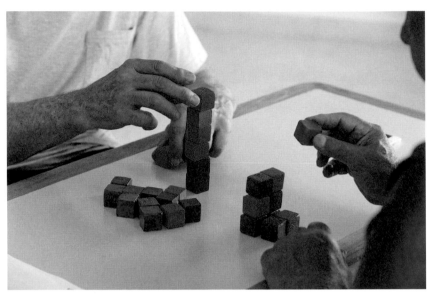

透過適當的活動來增進五覺活性，有助於預防老人失智和增強恢復認知功能。

從數位轉型到智慧學習的過程中，智慧學習的四個層次尤其值得分享，而這也符合「要把金針度與人」的自我期許。

接著，我要介紹智慧學習的四個層次，先從最底層的眼耳舌鼻身五感訓練談起。

在日常生活賞中，我們透過眼、耳、舌、鼻、皮膚的五感來感知外界的刺激，分別反應在視覺、聽覺、味覺、嗅覺和觸覺的五覺之上。透過適當的刺激和活動，可以提升五感能力、增進五覺活性，對孩童而言，有助於他們的腦力發展和學習能力，對老人來說，有助於預防失智和增強恢復認知功能。

至於要如何自我訓練五感能力？方法有很多，針對不同年

齡、不同行業或不同特殊需求者，都可以找到五感訓練的相對應課程或學習途徑。最重要的是，要掌握學習方法，不斷練習，熟能生巧，這是智慧學習的第一個層次。

智慧學習的第一個層次是打基礎，學得好、應用的好，在與人溝通、處理事情等方方面面，都可發揮極大正面的效用，因為在乎聽者的「五感體驗」，就很容易把話說到對方的心坎裡，讓對方感覺到「我們是自己人」。

在溝通、對話過程中，將視覺、聽覺、觸覺、味覺、嗅覺統整起來，就是一場美好溝通而良善的「五感體驗」。舉例來說，視覺是指與對話者的眼神交流、聽覺是調整好說話語調和語氣、觸覺是在握手或擁抱時讓對方感覺到真誠，嗅覺與味覺則是營造出雙方有共同話題或品味的感受。當我們懂得同理對方，留意並重視對方的「五感體驗」，就有機會創造好氣氛、談出好結果。

ABC 牙醫聯盟提倡「五感體驗」

事實上，「五感體驗」用在醫療服務也非常適切。 好比，ABC 牙醫聯盟總院長謝尚廷成立 ABC 牙醫聯盟，最早的初衷是以病人為出發點，在意病人所在意，因此，大力提倡「五感體驗」，要讓病患無壓力看牙，在醫病實務上做出了特色。

在做五感訓練的同時，必須著重訓練自我或對方的感受能力，亦即經由視覺、聽覺、嗅覺、味覺、觸覺等五種感覺的訓練，

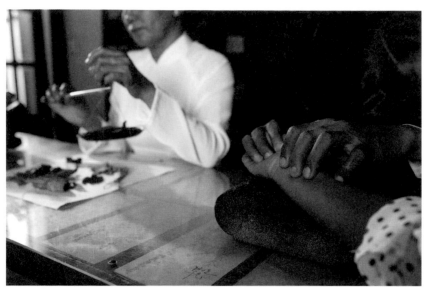

中醫認為七情五志的情緒作用，對五臟六腑的健康具有直接的影響。

察覺或增強其所引發的內在情感反應，也是非常重要的。例如，看同樣一個景色，有人看了沒有一絲一毫的感覺，但有人看了立刻觸動內心的深深感受——令人無比陶醉、令人過目難忘、令人明察秋毫等等。箇中的差別，即是智慧學習的第二個層次「感覺」。

我依據《維基百科》對感覺的定義並略加修正為：感覺是指個體面對刺激的各種主觀心理體驗和意識反應，如恐懼、憤怒、諷刺、憐憫、嫉妒、恐懼、快樂和愛等，同時可以用語言、文字或表情等方式，予以明確的描述或隱約的表達。儘管有許多不同的神經生理學方法來測量感覺，但這些方法並沒有被統一認可，

也不存在單獨有效。感覺不僅是客觀事實的表達，也是我們自己的主觀判斷。

不論個人健康，還是人際互動，感覺都扮演著非常重要而關鍵的角色。

首先，中醫認為，人有喜、怒、憂、思、悲、恐、驚的情志變化，稱作「七情」，其中怒、喜、思、憂、恐為「五志」，五志與臟腑有著密切的聯繫，歷代醫家堅信情志調攝對防病祛疾、益壽延年的養生之道，有巨大的影響和作用，比如有常怒傷肝、過喜傷心、過思傷脾、過憂傷肺及過恐傷腎的理論。

中醫情志兩字的意思約略等同西醫的情緒，西醫也認同情緒對身心健康的影響既深且遠。人是一個極其複雜的機體，七情六慾（情緒）人人都有，正常的精神活動，有益於身心健康，異常的精神活動，可使情緒失控而導致神經系統功能失調，引起人體內陰陽（生理系統）紊亂，從而百病叢生、早衰甚至短壽。

感覺（尤其是情志／情緒）不僅和個人健康的狀態息息相關，更和人際關係的好壞密不可分。人的情緒發動，可分為情緒、情緒性反應、情緒性行為等三個層次。情緒之所以會造成問題、形成危機，通常是從第二層的情緒性反應開始，因為情緒性反應會直接影響身心的健康，對事情的認知方式也會左右生活的品質，若情緒往外發射成情緒性行為，不管是暴怒、語言暴力、擺臉色等，或多或少都會影響人際關係的和諧，甚至阻礙工作流程的順暢。

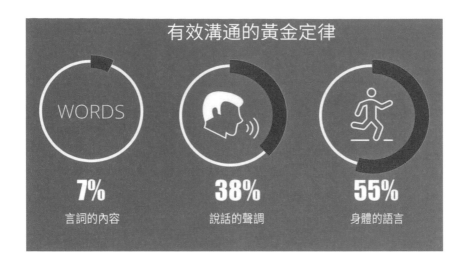

有效溝通的黃金定律

WORDS

7%　　　　38%　　　　55%

言詞的內容　　說話的聲調　　身體的語言

有效溝通的黃金定律　強調身體語言

美國加州大學洛杉磯分校心理學家艾伯特　·　麥拉賓（Albert Mehrabian）在 1967 年寫過兩篇研究，讓受試者說出單詞（比如親愛的、可怕的），搭配不同的「互動線索」，來探討語意內容、聲調、表情三者在溝通時對情緒的影響。麥拉賓之後綜合兩篇研究的結果，提出了「7 — 38 — 55 法則」。然而，此一實驗設計的前提，是在「當語意內容與聲調、表情不一致」條件下得出的結果，也就是說「7 — 38 — 55 法則」（俗稱「有效溝通的黃金定律」），不能完全套用在所有人際互動之中，但即使如此，聲調、表情在溝通的重要性，仍不容忽視，因此，如何學習做好「情緒管理」，不要「以聲害意、以形傷情」，殊為重要。

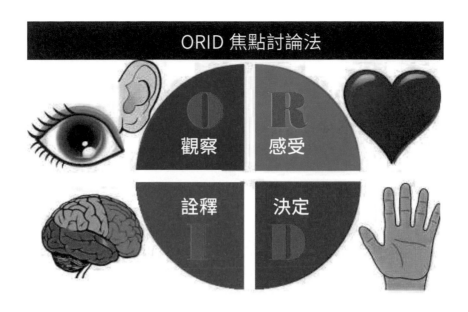

ORID 焦點討論法 簡明易做

　　提到人際溝通或討論的方法，有必要補充介紹「ORID 焦點討論法」（Focused Conversation），是國際知名且簡單易用的一套提問方法論，另有引導式討論（Guided Conversation）、基礎討論方法（Basic Conversation Method）的不同名稱。

　　「ORID 焦點討論法」主要論述是：

　　1. O（Objective）──觀察外在客觀、事實。了解客觀事實的問句如下：

● 看到了什麼？

● 記得什麼？

● 發生了什麼事？

2. R（Reflective）——重視內在感受、反應。喚起情緒與感受的問句如下：

● 有什麼地方讓你很感動／驚訝／難過／開心？

● 什麼是你覺得比較困難／容易／處理的？

● 令你覺得印象深刻的地方？

3. I（Interpretive）——詮釋意義、價值、經驗。尋找前述意義與價值的問句如下：

● 為什麼這些讓你很感動／驚訝／難過／開心？

● 引發你想到了什麼？有什麼重要的領悟嗎？

● 對你而言，重要的意義是什麼？學到了什麼？

4. D（Decisional）——找出決定、行動。找出決議和行動的問句如下：

● 有什麼我們可以改變的地方？

● 接下來的行動／計劃會是什麼？

● 還需要什麼資源或支持才能完成目標？

● 未來你要如何應用？

自我訓練發散與聯想法 培養創意

此外，做五感訓練的同時，除了要兼顧引發內在情感反應——感覺（情緒）的訓練與管理之外，還可多多嘗試「發散」和「聯想」的這兩項訓練法。這兩項訓練法可以歸納為智慧學習的

第三層次，分別簡述如下：

「發散訓練法」，比如一題多解、一事多寫、一物多用等方式，培養發散思維的能力，以提升想像力的靈活性以及創造性，發散性思維不僅運用視覺思維和聽覺思維，而且也充分利用其他感官接收資訊並進行加工。發散思維還與情感有密切關係。如果思維者能夠想辦法激發興趣，產生激情，把訊息感性化，賦予訊息以感情色彩，會提高發散思維的速度與效果。

「聯想訓練法」包含了「開花法」、「接龍法」和「曼陀羅九宮格思考法」。「開花法」，意即從一個「中心事物」放射出幾十、幾百、幾千個相關聯的事物；「接龍法」，也就是從一個「中心事物」勾聯出下一個「中心事物」，然後不斷接連下去，就像玩接龍遊戲一樣；「曼陀羅九宮格思考法」，在上一章已有詳盡的說明，在此就不再贅述。

反省歷程的六個步驟

最後要談智慧學習的第四個層次，也就是郭志鵬老師所講的「反思」。為什麼說「反思」、「反省」是智慧學習的最頂層呢？這可以從古今中外偉大哲人的言傳說法，得到最具體明確的驗證，因為包括孔子和蘇格拉底都強調「反思」、「反省」的重要性。比如，孔子說：「見賢思齊焉，見不賢而內自省也。」再如，古希臘哲學家蘇格拉底說：「未經自省的生命不值得存在。」

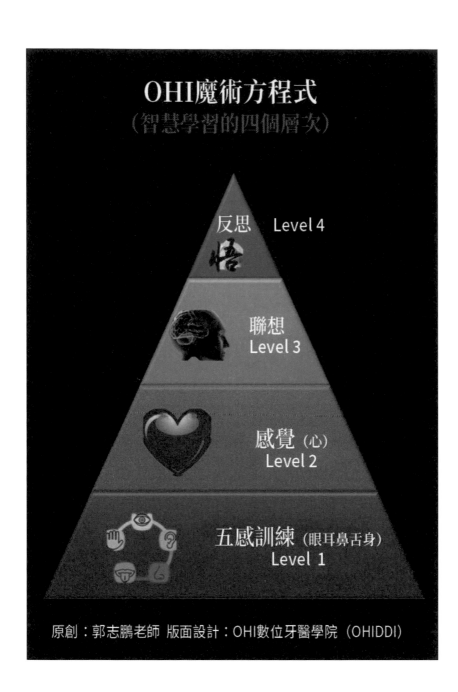

自省即自我反省，是透過自我意識來省察自己言行的過程，是個人道德修養的方法，更是人類的智慧來源。古今中外但凡有成就的人，都非常注重自我反省，檢討自己的內心。反省的歷程，可以簡單歸納為以下可以不斷循環交錯的六個步驟：

　　步驟一、察覺自己的行動和行為。

　　步驟二、思考自己行動和行為背後的原因。

　　步驟三、接受內心深處真實的自我。

　　步驟四、探索自己想要成為的人。

　　步驟五、檢視自己的行為是否符合目標。

　　步驟六、修正自己的行為以符合自己想要成為的人。

　　日本企業家稻盛和夫在〈人生須時時反省〉一文口中寫道：「要想提升自我，就一定要嚴於律己，要始終謙虛、深刻地反省自己：日常的判斷和行為『是否符合正確的做人原則，是否有驕傲情緒』。回到做人的原點，『不要做卑鄙的事情，不能有卑怯的行為』，只要能堅持反覆地自我反省，就不會犯錯誤。」

　　透過反省，如果是好習慣，那麼須自問：發生的原因是？如何持續下去？如果是壞習慣，那麼得自省；為什麼會這樣？怎麼改變才是理想情況？這麼做真的是最理想的嗎？何時開始進行？為方便日後重新檢視某一項習慣改善或持續的狀況，可將這些質問的記錄保存下來，每隔一段時間就拿出來比對現況，徹底自我反省與檢討，讓好習慣持續發生，壞習慣逐步改善，才能擁有美好的人生。

習慣的影響力無遠弗屆

俗話說：「思想決定行動，行動決定習慣，習慣決定品德，品德決定命運。」習慣無所不在，常在不知不覺中發揮了巨大的影響力，這從兩本與習慣有關的暢銷書，可見端倪。這兩本書是《與成功有約：高效能人士的七個習慣》和《原子習慣：細微改變帶來巨大成就的實證法則》，分別從不同角度的切入，剖析習慣的種種，同時提出「如何改掉壞習慣」和「如何養成好習慣」的方法。

《與成功有約：高效能人士的七個習慣》作者史蒂芬‧柯維（Stephen R. Covey）是哈佛大學企管碩士、楊百翰大學博士，同時是國際知名教育訓練機構「富蘭克林柯維公司」共同創辦人。他曾被《時代》（Time）雜誌譽為「人類潛能的導師」。他著作等身，不少譯為中文版，都很暢銷，在台灣享有高知名度。

史蒂芬‧柯維書中的高效能人士的七個習慣，分別是：一、主動積極，幫你擴大影響力；二、以終為始，幫你釐清人生定位；三、要事第一，幫你找到目標與方法；四、雙贏思維，幫你創造最大價值；五、知彼解己，幫你維繫人際和諧；六、統合綜效，幫你化解衝突、找到出路；七、不斷更新，幫你改變自己與他人的人生。他並強調「人生將因七個習慣，朝著更美好的方向前進」。

相較於史蒂芬‧柯維這本關於習慣的暢銷書，詹姆斯‧克利爾（James Clear）出版的《原子習慣：細微改變帶來巨大成就的實證法則》，則更加具有實用性，亦即提供一套幫助讀者從無到有培養好習慣的實證方法，教導讀者如何開始、執行、持續不間斷的實踐好習慣，並以很多實例告訴讀者曾有許多案例是運用書中提及的方法成功建立好習慣，提升讀者對培養好習慣的信心。「習慣的養成非一朝一夕，如果成功培養好習慣，它將以複利的方式回饋到讀者的生活。」

詹姆斯‧克利爾教導讀者「培養好習慣、戒除壞習慣」。他認為，如果你覺得改變習慣很難，問題不在你，而在你的系統。惡習一再復萌，並非因為你不想改變，而是因為你的系統不適合改變。決定成功或失敗的，不是目標，而是系統。所以如果現階段無法順利培養好習慣的話，可能只是剛好缺少適當的環境、適合改變的系統，只要試著開發、探索、改變環境，試著建立一套每天進步 1% 的系統——每天都進步 1%，一年後你會進步 37 倍——你的一點小改變、一個好習慣，將會產生複利效應，如滾雪球般，為你帶來豐碩的人生成果。

任何企業組織（牙醫診所），在不同時期、不同階層，所面臨的問題各有不同，領導人與一般員工因為視野、觀點、層級都不同，解決問題的方式也會有所不同。為了真切發現問題、有效解決問題，循序漸進「智慧學習」，以至於「學習到智慧」，是 DMBA 牙醫經營管理學院最想和牙醫同道一起追求的目標。

NOTE

請您利用智慧學習四層次的方法，分享一下您以前印象深刻的課程、文章、書籍、電影……或人生經驗等（主題不限，自由發揮）

字數不限

可以掃描附件 QR code 回答上述問題，將可獲得免費線上課程及參加大摸彩活動。

從數位轉型到智慧學習的半堂課

【半堂課】QR Code 使用方式及步驟：
1. 掃描 QR
2. 免費註冊、登入
3. 輸入折扣碼 20220529
可免費上課（線上課程 2 小時，價值 1499 元）
4. 留言（筆記、討論、成果分享或評價，皆可）
5. 完成後可參加摸彩，得大獎

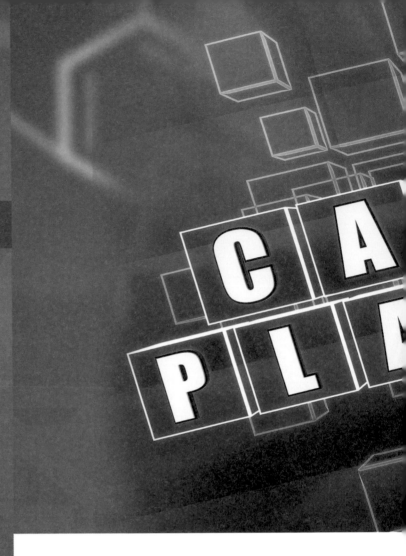

第三篇

牙醫師的生涯規劃

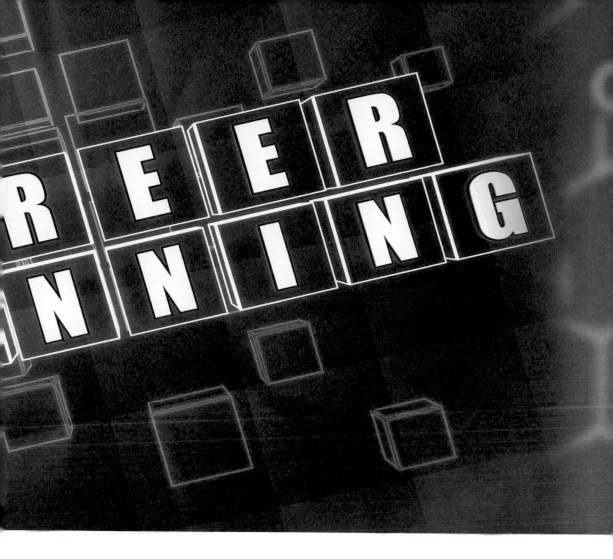

09 奠定基礎青年期

　　以我執業牙醫和投入牙醫教育數十年的實務經驗，來談牙醫師生涯規劃這個主題，應該非常適合。我認為，牙醫師的生涯大抵可分為「奠定基礎青年期」、「打造黃金壯年期」、「善用資源橘世代」，以及「閒情逸致退休族」等四個階段。

大學入學考試　牙醫系排名連年上升

　　我們從「奠定基礎青年期」開始談起。在進入正題之前，先來看看大學入學考試中，台大牙醫系在第三類組醫科的排名趨勢：2007 年排名在台北醫學大學醫學系自費生之前，竄到第 7 名；2012 年首度超越成功大學醫學系，排名躍升為第三名；2021 年更上一層樓，再超越陽明大學醫學系，位居第二。為什麼呢？

　　近二十年來，台灣的牙醫學系在醫科裡真的有「水漲船高」之勢。從坊間補習班為參加牙醫系推甄的學生，設立短期才藝專修班，專攻雕塑、繪畫、素描，就可以看到端倪。也因此，有些不同科別的醫師戲稱：「當年沒選牙醫系，真是遺憾終身」、「在台灣，就是要當牙醫才爽」。

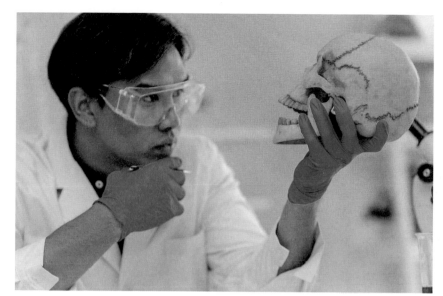

少子化讓「齒科美學」更加被凸顯與重視。

　　還有人用「醫療崩壞」、「濫訴」、「健保」來總結牙醫師的前景看好：牙醫師不必值夜班而累壞身子，看牙醫要預約，生活品質相對好；醫療糾紛少、刑責也輕微，風險相對低；在健保總額制度下，自費項目多，收入相對高且穩定。

　　雖然有媒體引述學者的資料報導指出，理想的牙醫人口比例約落在 1：3000 左右，以台灣人口數 2400 萬人來看，大概約8000 位牙醫就已經足夠，但目前有 16000 多位牙醫師，比例為 1：1400 上下，供需比嚴重失衡，而且台灣一年牙醫畢業生約 400 人，加上海歸牙醫越來越多，供需比越來越誇張，北部的牙醫診所甚至比超商還要多，擔心會步入日本「牙醫倒閉潮」的後塵。

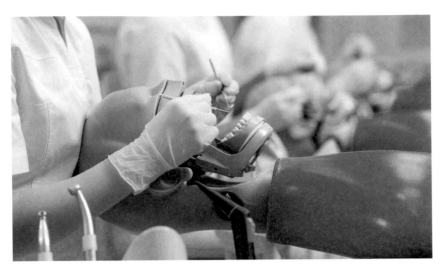

年輕牙醫師族群需要有暢通的學習管道，協助他們快速發現問題癥結、找出最佳解決途徑，以降低壓力與風險。

高齡、少子化有新市場 牙醫師未來看好

　　然而，我卻「相對」看好牙醫師的未來，主要原因是：科技化衍生更多牙科的服務項目、少子化讓「齒科美學」更加被凸顯與重視，以及高齡化直接反應在口腔健康剛性需求的增加。不過，我要強調的是，既然是「相對」，就有相應對的條件，也就是說，凡能掌握趨勢脈動、精進學習的牙醫師，未來的前景看好，凡徘徊遲疑、苟且度日，因循守舊、坐失事機者，可能會面臨被淘汰的命運。

　　緣於這樣的認知與態度，是我出版本書的主要目的，也是我闡述牙醫師生涯規劃的核心所在。

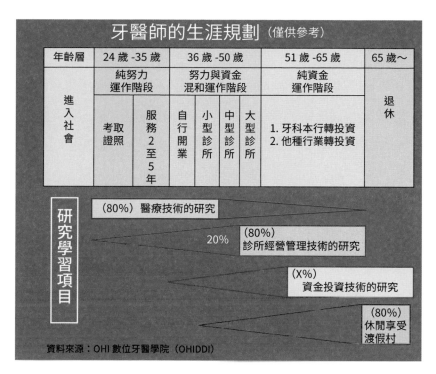

年齡層	24 歲 -35 歲		36 歲 -50 歲			51 歲 -65 歲	65 歲～
進入社會	純努力 運作階段		努力與資金 混和運作階段			純資金 運作階段	退休
	考取證照	服務2至5年	自行開業	小型診所	中型診所	大型診所	1. 牙科本行轉投資 2. 他種行業轉投資	

研究學習項目

(80%) 醫療技術的研究

20%　(80%) 診所經營管理技術的研究

(X%) 資金投資技術的研究

(80%) 休閒享受渡假村

資料來源：OHI 數位牙醫學院（OHIDDI）

事實上，從事牙醫工作的一路走來，當然都會遭遇到順利、不順利的情況，每個階段也都會出現不同的問題。圖表所繪製的「牙醫師生涯規劃」，是參照許多資深牙醫師、開業院長所累積最寶貴的心得與知識，供新開業牙醫師們參考。

20 多年前，牙科診所沒有現在這麼多，競爭壓力相對較少，新開業也就相較容易多了。時至今日，牙科診所如雨後春筍，幾乎滿街都是，新開業診所的市場競爭日趨激烈，困難度自然而然增加不少；加上這兩年疫情的衝擊，讓經營診所更加艱辛。年輕醫師面對這樣的處境，有的可能會很沮喪，甚至會感到惶恐。

有鑑於年輕牙醫師族群需要有暢通的學習管道，協助他們快

速發現問題癥結、找出最佳解決途徑，以降低壓力與風險；加上我總樂於「為人鋪路」、喜歡無私分享，除了在線上舉辦相關讀書會、醫務經營管理會等直播、錄播內容，集結眾多優秀牙醫師前輩的寶貴經驗及智慧傳承，並悉心整理為完整文稿，或逐步發表或結集成冊，無非就是我在自序寫的「要把金針度與人」。

當然，一間牙科診所，除經營管理的問題之外，還存在著許許多多各方面的難題，無可避免地造成牙醫師有形無形的壓力，而且不只是牙醫師本身，還包括助理，甚至是家人等，都會直接或間接面臨或感受到壓力。我希望藉由此文的分享，能夠協助大家將所有的問題「大事化小、小事化無」，更期望年輕牙醫師能從中得到啟發、少走一些冤枉路，進而讓事業更順心、生活更快樂。

一位牙醫師畢業後進入社會，如果自行開業，其生涯規劃通常會出現三個「黃金十年」，第一個「黃金十年」大約在24歲到35歲之間。這是本章節的重點。

牙醫師在開業的前10年，會花至少八成的時間在學習上，持續鑽研醫療技術、專業知識，甚至可說是沒日沒夜地不斷在讀書、上課、甚至做 case，這些都是前輩顧問們一路走來的經歷。

例如，剛開業的牙醫師最大的困擾，是在選址方面，哪個商圈、哪個地點比較有競爭力？開業一段時間的診所，可能會面臨病患太多或太少的問題，該如何來解決時間管理的問題等等。

另外，面對左鄰右舍的老診所，年輕牙醫師要如何良性競

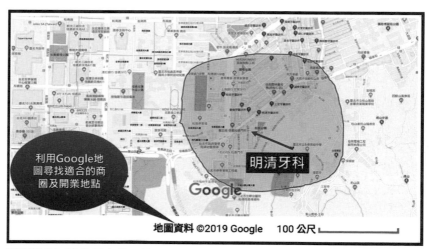

利用Google地圖尋找適合的商圈及開業地點

明清牙科

地圖資料 ©2019 Google　　100 公尺

剛開業的牙醫師最大的困擾，主要是在選址方面。

爭、出奇致勝？患者認為我太年輕、技術經驗不足，要如何建立自信？尤其是後面這道問題，讓我回想到個人 1984 年開業，在開業的前幾年，真的不知道是怎麼熬過來的。因為我當時的病人大部分年齡都比我大，而且個人的技術，坦白說也不是太成熟，要如何說服患者，使他們放心接受我的治療？又該如何對自己建立自信心呢？凡此種種，對年輕醫師而言，都需要多聽聽前輩的分享與建言。

依照我自製的「牙醫診所經營必勝的策略地圖」，分為「院內管理」與「院外管理」兩部分。使用此一策略地圖，可以找出診所經營的困擾及其發生問題所在。這部分，下一章會有更詳細的說明。

接著想談的是，我對現今乃至未來十年台灣牙醫環境的觀察

與體會，歸納出以下幾個重要趨勢，希望對年輕牙醫師有所幫助。

趨勢一：**中大型診所的崛起。**過去牙醫師開業的門檻不高，只要技術養成到一個程度，絕大多數牙醫師的生涯規劃，就是在住家附近開一家診所，然後認真經營，慢慢累積病患，一路做到退休，也因此，一人診所到處林立。但現在的環境已經產生了極大的變化，最主要是，數位網路的日新月異，行銷無遠弗屆，年輕一代的醫師比較注重生活品質，不願意被診所綁住，所以傾向合夥開業或受聘為診所醫師。尤其，合夥開業的中大型診所可以採購較高價的設備，提高對患者的服務品質，並增加其就醫的方便性，比起小型診所更有競爭力，所以，在都會區的診所，有三位以上的醫師看診服務，已經成為主流，這種現象慢慢擴散到鄰近的衛星都市或鄉鎮地區，聯合診所陸續增加，中大型診所隨之崛起。

趨勢二：**醫療更專業化。**聯合診所多了，規模中大型化之後，為了互相支援，同時避免搶病患，專科醫師因運而生。比起一人診所的時代，現在的受聘雇年輕醫師，個人時間也變多了，比較用功的，用在進修上——學習新的知識和新的技術。也因此，近幾年來，牙醫進修課程如雨後春筍般蓬勃發展，有些知名講師開課的收入甚至多過看診，加上 FB、Line、IG、YouTube、TIK TOK 抖音等社群媒體的推波助瀾，既讓「知識焦慮症」攀高，也讓醫病的互動大為增加。

趨勢三：**溝通力愈來愈重要。**中大型診所的崛起，不少受聘

醫師不會出去開業，或者三、五位牙醫師一起創業，大家如何愉快相處、共事，使之成為一個凝聚力強、相處和諧、人事穩定、生意興隆的診所。再者，醫療更專業化，為了服務好病患，不同專科醫師之間的溝通愈形重要，而且也變得愈來愈多。再其次，隨著社群媒體的興起，使得醫師與病患之間的互動愈來愈多元，而且也變得愈來愈頻繁，在在攸關診所病患的多寡、生意的好壞和品牌的良莠。

趨勢四：跨領域是必然。 因應未來十年牙醫 AI 科技的發展，年輕牙醫師需要培養自己成為跨領域的斜槓人才，從心態、觀念、知識、技術及數位能力等多各方面都要有所準備。比如，2022 年 1 月中旬有則新聞報導指出，專注 AI 影像辨識強化牙周病治療判讀的台灣牙易通（dentall）宣布完成 Pre-A 輪募資，募資金額約為 300 萬美元，本輪投資人包含專注醫療創新的比翼生醫創投、台北醫學大學生醫加速器等策略型投資人，還有多位牙科產業天使投資人，目前估值突破新台幣 3 億元。類以的例子，本書第一篇有關未來牙醫的趨勢及其實際應用，已經做了詳盡的論述，在此不再重複贅述。

總之，要迎向趨勢、做好準備，都相當仰賴專業知識的學習和實務經驗的傳承，至於年輕牙醫師投入牙醫職涯的場所選擇，到醫院服務？受聘診所？自行開業？聯合創業？相關的利弊得失為何？DMBA 牙醫管理學院都有相關的課程和諮詢服務，有需要的可以善用這類資源，減少自我摸索的時間，加速成功腳步。

10 打造黃金壯年期

　　在 36 歲到 50 歲這時期的牙醫師，我稱之為黃金壯年期，是所謂的勞力與資金運作混合階段，大抵而言，選擇開業（含合夥）、受聘診所上班或者到醫院服務？應該「塵埃落定」了，當然，在這個階段，也有部分牙醫師考慮或再次轉換「跑道」，比如，原本受聘在診所上班或者在醫院服務的牙醫師，因為醫療技術更成熟、有了基本的病人和醫病處理能力，因而決定自行或合夥開業。這個階段的牙醫師要強化醫務經營管理的專業和能力。

　　在談醫務經營管理的專業和能力之前，我們先來聊聊自行或合夥開業的這個議題。有句話說「問對問題，困難少了一半」，想找對答案，前提是要問對問題。

開業好嗎？ 先問適合再問如何

　　在《精準提問的力量：問對問題，就解決一半的問題！》以及《看穿假象、理智發聲從問對問題開始：全球長銷 40 年 美國大學邏輯思辨聖經》這兩本書中，有非常深入的分析，值得大家參考。單就牙醫師開業這件事，基本上，有兩個層次的問題，需

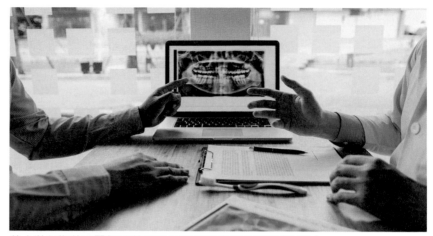

黃金壯年期的牙醫師要特別強化醫務經營管理的專業和能力。

要當事人客觀評估,誠誠實實地自問自答。

第一層次的問題是「適合與否」,林林總總,首在客觀自問,比如:我的個性適合開業嗎?我到底適合一人單獨執業,還是找數位好友聯合執業呢?我適合承接父母親的診所,還是頂讓老診所?開業之後,我到底適合走全方位的一般牙科(GP)、專科SP,還是混合式的診所? 我診所的規模,適合小型、中型,還是大型的呢?配偶或親人適合參與診所的管理與決策嗎……?

第二層次的問題是「如何」,洋洋灑灑,端視具體可行,包括:如何選址?是都會區商圈,還是二、三線城市比較好?若合夥開業,如何找到好的事業夥伴、建立夢幻團隊?如何做好數位轉型,積極擁抱數位牙科的新浪潮?如何讓顧客感到滿意,進而推薦更多親朋好友來看診?如何以數位行銷或口碑行銷,找到好的病患、增加病患數量?要如何擬定好的治療計畫,讓高端患者

瞭解治療計畫的價值，以利發展自費醫療的項目？要如何提高診所的品牌知名度？要如何創造自我價值，做一位快樂的牙醫師？

依院內及院外管理 分析經營效益

既然立志要開業，當一所牙醫診所的院長，除了技術面需要不斷投資時間、好好學習和練習之外，最重要的，還要懂得基本的醫務管理；管理的四大功能，包括組織、規劃、控制和領導。

根據個人所製作的「牙醫診所經營必勝的策略地圖」，來分析診所的經營效益。其中的「院外管理」包括商圈的設定、地點的選定、診所的形象設計、診所空間設計、有效患者的組織以及有效患者的宣傳等；「院內管理」則包括患者管理、員工管理、時間管理、技工管理、物料管理及財務管理等。

一般提到「管理」，大致可分為產、銷、人、發、財等五大要素，依序是生產或服務流程、行銷創意、人力資源、研發專利，以及財務投資保險。為了讓牙醫師的經營管理更加落實，DMBA牙醫經營管理學院將陸續推出高效能的學習課程。

做好診所管理 先有好的經營理念

做好診所管理的前提，是要有好的經營理念。何謂經營理念？經營理念可說是診所的經營憲法。根據經營理念，才能擬訂

牙醫診所經營必勝之策略地圖暨經營效益分析表

院外管理		院內管理	
商圈的設定	居民消費能力 機關團體分布 同行診所競爭力	患者管理	治療計劃制度 患者流量控制 口腔衛教
LOCATION的選定	居民流動線 診所的規模 診所形象設計 固定費用負擔(店面租金成本)	員工管理	各級人員協同作業 各級人員績效評估 各級人員招訓
診所的形象設計	診所外觀設計 診所招牌設計 診所的標幟設計	時間管理	單一治療計畫的時間控制 全部治療計畫的時間控制 標準作業時間設定 各項治療項目
診所空間設計	相談空間設計、保存空間設計 休憩空間設計、動線空間設計 美觀空間設計、機動空間設計	技工管理	技工收發制度之建立 技工成本管理 技工 QC 管理
有效患者的組織	居民的組織 STAFF 的組織 新舊患者的組織	物料管理	採購制度 盤點制度 庫存制度
有效患者的宣傳	DM&Line、報紙 & 電子報 患者衛教手冊、簡訊 &e-mail 衛教展示中心、贈品 / 衛教活動 關鍵字行銷 &SEO 社群網站 / 粉絲專頁 智慧型手機 /QRcode	財務管理	預算制度 成本控制 決算制度

◎做好診所管理的前提,是要有好的經營理念。

曾明清資料提供／設計

具體、明確、有效的診所願景、營運目標、管理制度、營業計畫及行動方案。

比如說,麥當勞的經營理念強調 Q.S.C.V.,亦即品質 Quality、服務 Serviced、清潔 Clean,以及物超所值 Valuable;星巴克的經營理念是提供完善工作環境、多元化觀念、採用高標選購新鮮咖啡、積極回饋社區及環境,以及體認利潤是未來成功的要件;統一企業的經營理念偏重感性或概念性的「三好一公道」,指的是服務好、品質好、信用好、價錢公道。

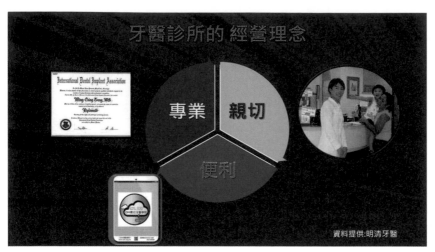

明清牙醫診所的經營理念是專業、親切與便利。

　　普遍來說，視病猶親應該是診所共同的經營理念。以個人的牙醫診所為例，我的經營理念是專業、親切、便利；再以 ABC 牙醫聯盟為例，其經營理念為「今天起，看牙是一種享受」、「Always Better Care 是我們的承諾」、「用專業的服務增添關懷的溫度」等，這應該是非常具有挑戰性的經營理念。畢竟如何在病患避之唯恐不及的心理之下，讓看牙成為一種享受，的確有很高難度，訴諸如此的經營理念，令人敬佩。

適當市場區隔 提供更優質的服務

　　優質的牙醫服務，除了要有好經營理念外，但畢竟不是所有病患都適合到每個診所看診，牙醫診所還必須做適當的市場

區隔（STP）。S（Market Segmentation），意指市場區隔、T（Target Market Selection），代表目標市場選擇、P（Product Positioning），代表產品（服務）定位。

進一步以台灣牙醫為例，2300 萬人口就是整體的牙醫市場。如果診所開在高雄，就可以先做出地點的市場區隔；新開業的話，選擇適合的地點、服務的項目及其對象，乃至於價格等，都是要考量的市場區隔；若專攻植牙專科，目標市場自然是植牙市場，其市場定位可以定位在一顆新台幣 38000 元的基礎植牙，也可以定位在一顆新台幣 20 至 30 萬元的高級植牙。

一般來說，牙醫服務的對象，目標市場包括：一是重視牙齒健康的族群（牙痛、咀嚼、咬合、口臭等）；二是重視牙齒美觀的族群（黑牙、黃板牙、牙齒不整齊等）；三是職業需要的族群（講師、老師、主播、演員歌星、業務人員等）。以上可分為「愛美族」、「健康族」及「精算族」等三大類。

至於牙醫師的專科分科，也就是服務（產品）定位，則包括口腔顎面外科、口腔病理科、齒顎矯正科、牙周病科、兒童牙科、牙髓病科、贋復補綴牙科、牙體復形科、家庭牙醫科、特殊需求者口腔醫學科，以及其他經中央主管機關認定之牙醫專科。

明清診所定位 全方位一般牙科

以明清診所為例，我個人的服務定位為全方位的一般牙科，

包括一般全人治療科、家庭牙醫科、美容植牙科、涵蓋健保和自費項目、收費屬於中價位、服務品質屬中上水準、服務對象包含老中青病患，以及以預約為主。

在你想提供什麼樣的醫療服務時，不妨也想想大眾想要的是什麼樣的醫療服務？所謂「又快又便宜」，應該屬於健保；「又快又好」，對病患而言，會花較高的費用；若要「又好又便宜」，一定需要花時間等待。如果要求「又快又好又便宜」，基本上會是罕見的特例。

病患發出驚嘆的滿足 是醫師的最大收穫

明清診所提供優質而有差異性的服務特色，則在於解決患者怕痛、怕髒、怕兇、怕等、怕貴的「五怕」，其相對應的做法是：「怕痛」—— 提升醫師自身技術，包括打針、打麻藥等，務求讓病患不痛；「怕髒」——診所在感染控制上必須要讓病患感到安心；「怕兇」——櫃台小姐必須受過禮儀訓練，以提供病患親切適當的服務；「怕等」——科技帶給人們便

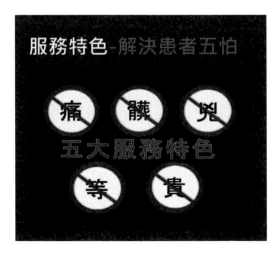

服務特色-解決患者五怕

痛 髒 兇

五大服務特色

等 貴

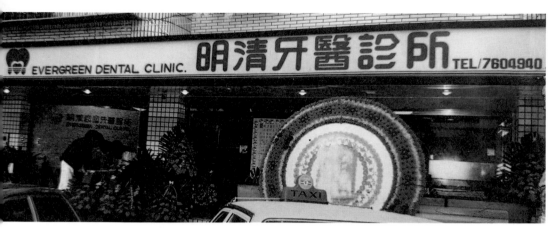

明清診所在 1990 年喬遷開幕，服務特色在於解決患者的「五怕」——怕痛、怕髒、怕兇、怕等、怕貴。

利，病患在等待時滑手機，增加等待容忍度；「怕貴」——如何讓病患瞭解收費有其價值，是非常重要的事。

一般病患對服務的期望值，我稱之為「心理滿足與預期的金字塔」，金字塔的第一層是基本需求的滿足，也就是他需要你做到的事，你做到了；第二層是加分的滿足，也就是他心中想要的期待但沒有明確的要求，而你做到了；第三是驚嘆的滿足，也就是他可能完全沒想到你會幫他解決的問題，你卻做到了。

當我們可以為患者創造出「WOW」的服務感受時，所代表的意義，不僅是做了我們擅長做的事、讓自己覺得被重視，更重要的是，相信自己所做的能真正幫助到別人，也許這樣的成就感，是牙醫師黃金壯年期最大的收穫與回饋呢！

11 善用資源橘世代

　　所謂「橘世代」，是指51歲到65歲的第三個黃金十年，人生進入「美在秋葉楓紅」階段的族群。年過半百，人生的下半場正當開始，不論是已提早退休或準備退休，不論是已經圓夢或正在追逐未竟之夢，都因為有相對成熟的閱歷經驗、豐沛的人脈關係，以及堅實的執行能力，有機會再創新的人生高峰與價值。

　　在我周邊的大部分「橘世代」牙醫師，在事業方面，若非擴

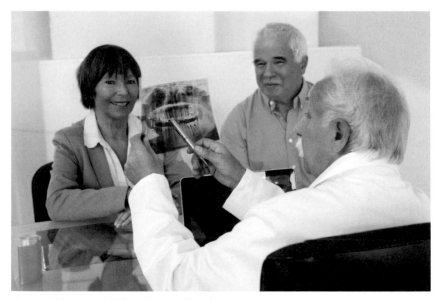

多數經驗豐富的橘世代牙醫師依舊樂在工作。

大投資牙科本業上，要不就是轉投資其他事業，個人診所也多成為聯合執業，因此個人的空檔時間相對增多了，行有餘力，一般常會安排演講授課、交流分享，或比如不同於年輕世代兼職的「斜槓」生涯，主要的目的，是為自己創造更有附加價值的生命。

聯合執業利弊 DMBA 提供諮詢

由於「橘世代」牙醫師的診所大多數採聯合執業，接下來，我先來分析聯合執業的利弊得失，以及聯合執業的應注意事項。

一般認為，聯合執業的好處，包括以下幾點：第一、藉由共同使用儀器及辦公室，降低個別醫師所需的開業成本。第二、發揮不同專科別醫師的互補功能，提升開業醫師的醫療專業知識及醫療照護品質。第三、減輕開業醫師的行政工作。第四、各專科醫師共同會診，可節省病人醫療時間。第五、較有能力舉辦或是參與較大規模的社區活動。第六、有利於擴大門診的業務規模。

不過，聯合執業也有以下幾項限制：第一、病人來源不足，社區內人口數有限，不會因增加醫師數而增加病人數，所以無法讓診所內的每一位醫師都有足夠的病人量。第二、現行稅率規定會限制醫師參與聯合執業的意願，醫師自行開業可採標準扣除額72%執業成本，若聯合執業內的聘雇醫師則以薪資所得扣稅；第三、常態性開支比一般診所大，需要有較多的病人數，才可以維持基本的運作；第四、溝通成本高，經營者藉由實務經驗從中學

習，不免會走許多冤枉路。

至於聯合執業的應注意事項中，最重要的一項是，自然是明確規範合夥人的權利義務關係，包括：合夥經營診所的名稱、地址、經營業務範圍與專科分工及其相對應的醫療責任、資本總額及出資額的占比、出資期限及其方式、盈餘分配與債務承擔、入夥或退夥及其轉讓、合夥負責人及其他合夥人的薪資及權利。

上述權利義務關係必須以合約訂之，寧可求其事前的詳盡和明確，以免造成事後的不明和爭端。締約之後，還必須共同擬定相關的行政作業準則，凡此種種，或多或少都和企業經營管理有關。為了服務牙醫師同業，因此，我決定成立 DMBA 牙醫管理學院，遍尋台灣各界名師，規劃並提供相關的課程和諮詢。

專業 + 新科技 橘世代牙醫投資首選

接著，我想聊聊適合「橘世代」牙醫師轉投資的標的。好比，本篇第一章〈奠定基礎青年期〉所舉的例子，在牙科新創台灣牙易通的 Pre-A 輪募資裡，就有不少位是牙科產業天使投資人。換言之，隨著元宇宙世代的來臨，牙醫產業與 AR、VR、3D、AI 科技或 5G 通訊的混合運用，將不斷衍生新的服務與新的商機，而這就是「橘世代」牙醫師可以選擇轉投資的標的之一。

再比如，全球高齡化趨勢，各國大力投入銀髮商機，歐美各國因為經濟及醫療條件穩定發展成主要市場，未來因應人口老化

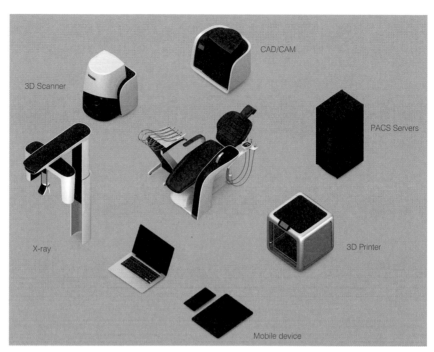

3D Scanner

CAD/CAM

PACS Servers

X-ray

3D Printer

Mobile device

除了牙醫產業的新服務與商機，牙科設備也是橘世代牙醫師投資的不錯標的。

問題，醫材出口潛力將位移至亞洲和大洋洲地區，尤以東南亞新興國家挾高經濟成長率及人口紅利優勢，根據衛福部新南向專案辦公室分析，光是菲律賓，在牙科治療器材成長亮眼，尤其鑽牙機、牙科治療椅市場規模達到 63 萬美元及 116 萬美元，今年以前的複合成長率上看 22％及 14.9％。這也是「橘世代」牙醫師可以選擇另一轉投資標的。

為什麼呢？第一，這些都是牙醫師本業的延伸，可以透過自身的專業與人脈做較精準的判斷；第二，所謂牙醫師的傳承，除了傳授其畢生所學所能的技術和經驗之外，若不是將診所交給兒

女或年輕世代的牙醫師經營，就是以資金或人脈來投資「未來牙醫」，像台灣牙易通就是箇中一例；第三、台灣既有醫療環境及先進的健保資料系統，加上長久來中小企業電子化、自動化的機械整合技術與 IT 半導體產業發展，可望成為未來挑戰東南亞甚至是全球市場的亮點。

聊完轉投資之後，我想談談「橘世代」牙醫師的理財投資。如果到博客來網路書店搜尋暢銷書排行榜，或者查閱愈來愈紅的線上課程熱銷榜，有關理財投資的書籍或課程，幾乎長期高掛在排行榜的前幾名。換句話，關於理財投資的專業資料，可說是唾手可得，那麼本身非理財投資專家的我，怎麼看這個議題呢

我覺得，理財投資的第一堂課應該是知己（適性）知彼（風險）。知己的意思是，首先要清楚了解自己的個性，是保守、穩健、積極或激進，其次要明白投資標的風險有多高、自己能夠承擔的風險有多大，而且這樣風險，至少要涵蓋資金承受和心理承受的兩個層面。

規避投資風險 事前做好功課

投資風險又可分為非系統風險和系統風險兩部分，前者是指商品本身的風險，例如股票的個別風險，包括公司經營、產業狀況、高階主管離職、供應鏈出狀況、法律訴訟等問題造成的價格波動；後者是指總體因素的影響，比如政府政策、天災、戰爭、

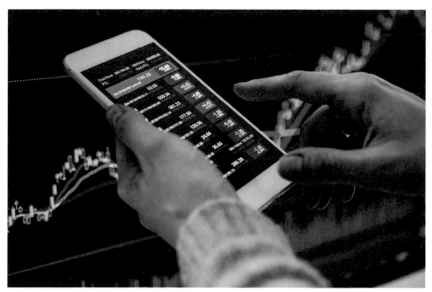

所有的投資都有風險，愈是高利潤的風險愈高。

經濟衰退等因素，使得投資商品報酬率因這些總體因素影響而波動。非系統風險往往可以透過投資相關性低的不同標的而適度分散，系統性風險通常是沒有辦法避免的風險，因為只要身處市場，一定會受到總體因素影響而波動，好比 2022 年 2 月底俄羅斯入侵烏克蘭，使得油價上揚、股市重挫。

在《今周刊》2019 年 2 月專訪牙醫師羅士傑的一篇專文中，羅士傑分享他的「投資簡史」：19 歲讀醫學院大二時，靠著自學買股票、玩期貨、選擇權、權證等，4 年時間將 20、30 萬元本金滾到 700、800 萬元；32 歲那年，投資華裔學弟 200 萬元開珍珠奶茶店，後來打平收攤；34 歲那年，投資寮國的藤廠及醫美電商，因醫生工作太忙，沒時間參與經營，被合夥人欺騙，慘賠上

千萬元。

羅士傑表示，醫學院只教醫療技術，我們不會溝通、人生沒遇過挫折，很容易被騙。他並深刻反省，不懂管理、不會看財報，沒想過退場機制，於是去上財報課程，從數字中發掘企業的經營真相，「財報比線型還準，投資要選擇財報好的公司……。會去看經營者是誰？公司體質如何？再決定要不要投資。」

所有的投資都有風險，愈是高利潤的風險愈高，這是常識，我不是投資專家，所以常提醒自己和朋友們，在進場前必須先充分審視自身風險承受能力、詳加了解投資標的各項潛在風險，才能在投資道路上趨吉避凶並為資產做好完善保護。

橘世代斜槓人生　當義工做公益

這一章的最後，我要來談談「橘世代」牙醫師的「斜槓」人生。我重新定義「斜槓」的定義，不是兼職、未必以賺錢為目的，而是為自己創造附加價值。

當已到達事業最高峰，思考並增加第二種不同的產品或服務，以延長企業的壽命，如此才能基業長青。牙醫診所也一樣，當我們到達第一個高峰時，如果想退而不休，就應當思考如何開發出事業的第二曲線。

好比，牙醫師李偉文，除了是荒野保護協會榮譽理事長之外，也是廣播節目及電視節目的主持人，還是出版過數十本書的

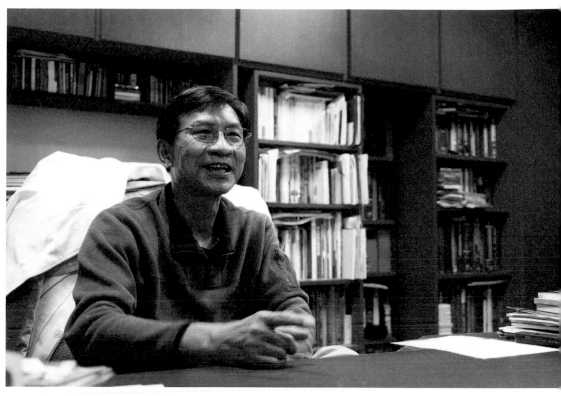

年過耳順的牙醫師作家李偉文很有信心，荒野能成為台灣不可或缺、最有公信力的百年環保團體。（圖／葉大衛攝）

知名作家。如此多重的身分，從前叫做不務正業，現在則稱為「斜槓」。在這麼多身分當中，創立荒野保護協會，從事自然保育及生態教育超過 20 年，算是李偉文醫師生命中最重要的軌道之一。

　　為了要讓理念能夠跨越世代，有效地傳承下去，李偉文特別重視兒童環境教育，從小就開始帶著孩子們認識台灣這片土地。據了解，目前在全台各地，荒野共有一百多個親子團，到各個偏鄉發展組織、不斷擴大規模，由志工免費帶領孩子，家長陪同參

與。荒野親子團的影響力遍及 3000 個孩子,而每個孩童又可影響父母、祖父母、外公外婆等 6 個成人,擴散效應龐大、工作成果也具體可見。

　　這些年來,年過耳順的李偉文,一直致力於倡議「提早規劃退休」的想法。朋友看李偉文那麼的忙,就消遣他說:「你出書、演講教別人怎麼規劃退休,自己的生活卻比誰都還忙,怎麼能算退休呢?」李偉文聞言笑著說,他真正提倡的理念和精神是:「不管幾歲都要為退休準備,但又永遠不能真正退休,因為只要活著,我們人生的任務就還沒有結束。」

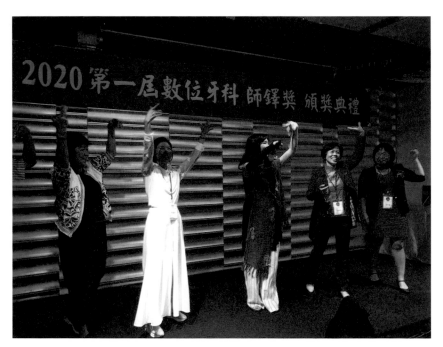

上了年紀的人找時間一起休閒運動,都是維持健康與活力的好方法。

過好退休生活　先學會「廣義的學習」

　　事實上，不論你選擇的退休年齡是幾歲，從退休前十年開始，最好就逐步規劃自己的退休生活，根本原則是「廣義的學習」：學習怎麼安排自己的生活、學習樂齡的知識型課程、學習回歸家庭角色的變化，以及學習如何自己享受獨處時光。

　　學習未必是讀課堂上的書，也不等於為學歷加持，像是學習外國語言、電腦資訊、歌唱舞蹈、藝術生活或養生保健類的內容或課程，透過學習新事物來刺激腦部活絡、鍛練身體，這都對生活將產生實質的作用，也可以為自己設定挑戰目標，在一定時間完成一件事、一個作品，或者學會唱一首新歌，在這學習過程中，認識新朋友、找到志同道合的伙伴，都是維持健康、保有活力的好方法。

　　誠如李偉文說的，很多人退休後，一旦沒了工作，便容易感到無所適從、閒得發慌，所以我們必須找到一些事情，足以在退休後取代原本工作、固定作息的例行活動，例如學習才藝、參加社團活動、當志工或找一份兼職等等。

　　下一章的主題，輪到的是閒情逸致退休族。

12 閒情逸致退休族

醫師該設退休年齡嗎？過去曾有人提議台灣老醫生太多，應該要比照德國，超過67歲就不得擔任健保特約醫師，一度成為話題。不過，衛福部健保局表示，限制醫師執業年齡不僅違憲，而且現行醫師法也規定，除非犯有重大罪刑，否則不能撤銷醫師證書，但會加強監督把關，以確保病人看病醫療的品質。

百歲人瑞醫師看診 展現仁醫仁術

談到醫師的退休年齡，我們來看看，百歲人瑞醫師還幫患者看診的，在台灣和國外，都大有人在呢！在台灣，行醫76年的102歲人瑞醫師陳奎村仍在診所守護著民眾健康、已是百歲人瑞的家庭醫學科醫師張始鵬迄今還幫熟識的患者看診。在國外，祕魯百歲高齡的醫師勞爾伊里，每天早上吃早餐後，還是面帶微笑地前往醫院，就跟一般醫師一樣，穿上白袍，進入診間看診……。

事實上，早年的台灣，醫療資源極度匱乏，不少老醫生看診，不僅從早忙到晚，甚至全年無休，更極端來說，真的是做到「鞠躬盡瘁，死而後已」。這種「一日醫者，終身醫者」的精神，固

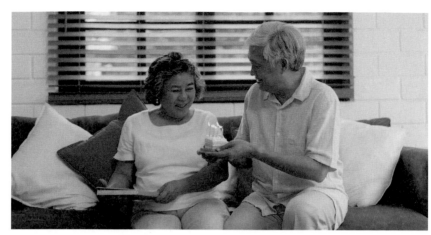

退休牙醫師的生活慢慢變得較為輕鬆，可以多跟老伴聚聚。

然值得大加讚佩，但時代畢竟不同以往了，除了少數偏遠地區的醫療資源相對不足，還需要一些像這樣的老醫師來照顧地方鄉親的健康之外，若干的城鎮、都會地區還出現了醫療資源過分充足的現象，熱門且高度競爭的區域甚至還可能發生「搶病人」的情形。高齡牙醫師想退休或者將職業轉換成志業，都是不錯的選擇。

回到更實際面，大多數牙醫師在經歷前面的三個「黃金十年」之後，或進入準備階段或已經實質退休──畢竟年逾 65 歲了，即使體力不錯、精神可以，還在看診，大多也開始漸漸減量了，生活隨之慢慢變得較為輕鬆、相對休閒。

多數牙醫自行開業 時間運用靈活度高

尤其是，相較於其他職業或不同科別的醫師，絕大多數牙醫

智慧牙醫的四堂半課

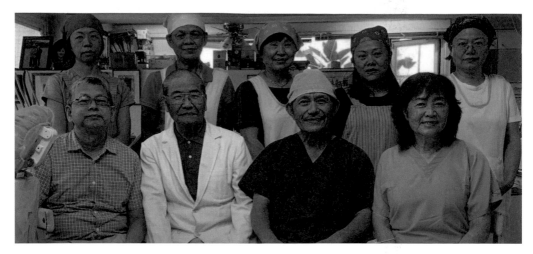
福祥牙醫奚臺陽醫師（前排右二）說，退休牙醫師當義工，對健康有幫助。

師都是自行開診所，這一點的最大好處是不會被時間牢牢綑綁；
每週要看幾天、每天要看幾個小時，都可以自己決定，不像其他
大部份的行業，往往有「人在江湖、身不由己」的感慨──只要
還沒完全離開職場，時間不是老闆的就是客戶的，無法完全由自
己掌控。因此，不管是年齡超過 70 歲的牙醫師前輩，或者像 60
多歲、正在考慮退休的我，都應該珍惜這個自己開診所的最大優
點，而且這也讓牙醫師的退休前與後更容易無縫接軌，更快適應
新的生活方式。

　　先不論職業的類別，有很多長者進入退休年紀之後，希望藉
由自己過去的工作資歷與人生經驗，再度奉獻及回饋社會，這時
可以選擇無薪的或有薪的工作。無薪的工作選項，最主要是當志
工，「賺錢」不是重要的目的，「回饋」才是重點，做點有意義

的事情，讓生活變得更充實而快樂。有薪工作，可能是兼職或顧問性質，發揮個人過去學經歷之所長，重新貢獻社會、傳授給年輕人，比如在網路分享、部落格寫作、YouTuber 或客座講座等。不論是無薪或有薪的工作，在牙醫師部分，DMBA 牙醫經營管理學院都將是最好的媒合和協助平台。

　　不論是選擇無薪或有薪的工作，最優先考量的因素是身心健康與經濟的狀態。據《聯合報》2021 年與陽明交大教授、關渡醫院院長陳亮恭及宏碁智醫團隊合作，依財務、健康、社會連結、活躍好學及自在獨立等五大核心能力為退休準備指標，利用人工智慧演算法，在填答資料中歸納出六種退休準備樣態與退休準備三階段，以提供更精準的評量與建議。

退休準備三階段 兼顧財務及健康

　　其中，有關退休準備的三階段，陳亮恭醫師分析指出，第一階段認同退休準備重要，但沒有付諸行動，什麼都沒有做；第二階段意識需要財務支撐退休生活，開始在意財務規劃；第三階段認真照顧健康，也開始運動，確實達成健康準備。所以，退休準備的起手式可說是財務，但健康準備卻是「粽子頭」。

　　沒錯，身心健康的準備是「粽子頭」。有的牙醫師身體狀況逐漸走下坡，看診會覺得很累，也有的牙醫師找不到好的助理幫忙，不免感到愈來愈忙也愈亂，或者門診的「奧客」愈來愈多，

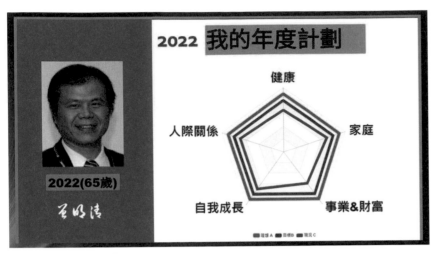

曾明清資料提供／設計

想想何必讓自己不愉快而變得心灰意冷。此外，牽涉到經濟層面的現實問題，更不容忽視，有的牙醫師認為競爭愈來愈多愈厲害，而且各種行銷手法推陳出新，怎麼也比不過年輕牙醫師，何況診所裝潢久了舊了，吸引不了新的患者，甚至老的患者也流失了，繼而想想再看診也沒多少年了，何必花大錢重新裝修。

在評量自己的身心與經濟狀態都可以的情況之下，我個人比較傾向「活到老勤學到老，做到老奉獻到老」的態度。關於這一點，我非常認同《富比士》發行人里奇‧卡爾加德所謂「大器可以晚成」的觀點。

他在《大器可以晚成》這本書中寫道，約翰‧古迪納夫在2019 年得到諾貝爾化學獎，已經 97 歲了。約翰‧古迪納夫在 57歲時，成為鋰離子電池的共同發明人。94 歲那年，他還申請一款

被譽為「將把燃油車踢出市場」的革命性電池專利，97 歲得獎後，依然每天過著「朝八晚六」上班及工作的日子。

　　里奇・卡爾加德因此強調，就某方面來說，頭腦會持續形成神經連結，提升模式辨識能力，「隨著年紀增長，我們會發展新的能力、磨利舊的能力，諸如社會意識、情緒管理、同理心、幽默感、傾聽能力、調適型智能以及風險報酬評估力等。這些能力都有助於我們實現潛能，甚至一再發光發熱。」

活到老學到老　林靜芸醫師樂在實踐

　　最近，我看到林靜芸醫師在今年 3 月的發表一篇文章，忍不住要分享給大家。因為在這篇文章中，邁入 70 歲的林靜芸醫師就是「活到老勤學到老」的典範。

　　她拿自己當例子，寫道：「我很喜歡打高爾夫球。但可能是因為先天扁平足，下盤不穩，一直沒有好成績。18 洞高爾夫球的標準桿數是 72 桿，我的成績卻徘徊在 90 桿到 100 桿之間。最近發覺有一種成就叫做『年齡打者』（Age Shooter），意思是以自己的年齡為標竿，打出與年齡相同或更低的桿數。我現在的夢想是活到 90 歲，打出 90 桿。」

　　除了自我成長、自我實現之外，服務他人、回饋社會，也非常有意義。比如，我熟悉的台北醫學牙醫系學長奚臺陽醫師，大我七歲，是我的學長，我們之間非但沒有代溝，反而很投緣，有

好幾年的生日，我們都在一起慶祝。雖然他還沒有要退休，但熱心公益，身體力行做環保。

奚臺陽醫師每週三診 餘裕奉獻社會公益

奚臺陽醫師每週只看三個診次，將其餘時間奉獻給環保。他和台北市政府環保局、西南扶輪社合作，共同策劃你我共創乾淨臺灣協進會，推動「清山淨水——親山近水，垃圾不落地」運動，為改善台北市「遍地黃金」的現象，從數十年前就開始自發性推動「遛狗繫狗鏈、隨手清狗便」運動，不僅身體力行清理街上的狗大便與垃圾，還自掏腰包購買狗鏈分發給養狗人士，製作「狗狗便便架」，協助狗主人清潔狗大便，被北市衛生稽查大隊戲稱為「怪醫」，這麼多年下來感動不少民眾，追隨他的腳步，投入環保義工行列。

他這麼做，只因為他的人生價值觀，就是要把台灣建設成零狗屎、零垃圾的國家。他在受訪時曾強調：「如果這個心願沒有達成，我會覺得人生缺了一塊，變得毫無價值！」

除了淨溪、清理狗大便的工作之外，奚臺陽醫師還擔任觀護人的「觀護志工」，並成為台北市觀護志工協進會的副理事長，此外，為了推動反毒，自費設計並免費提供「反毒預防教育」包，為社會大眾講解「反毒五步驟：驚、逃、拒、勸、踢」，成為校園反毒宣導師。即使這麼忙碌，他更是樂於參與牙醫師的相關活

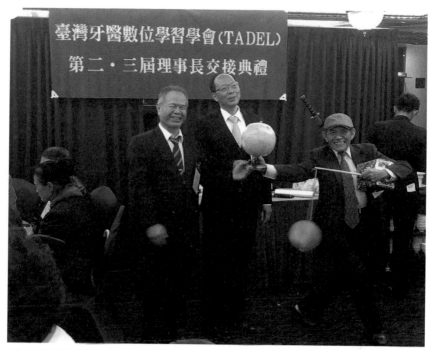

奚臺陽醫師（右一）除了身體力行做環保，還熱心參與牙醫師的相關活動，並積極建言。

動，同時積極提出各項有利於台灣牙醫發展的建言，令我無比的感佩！

　　根據 2020 年 1 月發表於《臨床社會工作雜誌》、標題為「社工領域中的生產老化：60 歲以上有執照的工作者與年輕同行的比較」（Productive Aging in the Social Work Profession: A Comparison of Licensed Workers 60 Years and Older with Their Younger Counterparts）的研究論文，透過線上調查美國 13 個洲的社會工作者，比較在社工領域工作多年的年長者（60 歲到 86 歲）和年輕同事（21 到 59 歲），如何看待壓力和工作價值。調查結論是，和年輕勞動者相比，高齡勞動者的調查結果更正面，

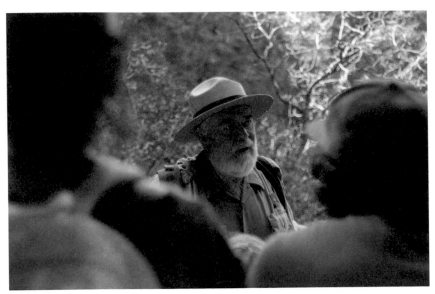

年長的高知識份子退休後當導覽志工，在國外常見，台灣也愈來愈多。

包括同情心和滿意度明顯提高、職場壓力明顯降低，並且更容易
被社會視為專業人士，也因此更有可能因為他們選擇社工的工作
感到高興。 研究結果顯示，60 歲後繼續從事社工行業的人，和
年輕的工作者相比，對選擇社工作為職業和目前的工作環境具有
更高的同情心、滿意度和更積極的態度。

退休牙醫何良正 化身古蹟導覽達人

「人同此心，心同此理」。一輩子當牙醫師的何良正，退休
後，成了古蹟建築的導覽達人，樂於透過服務來回饋社會的用心，
完全呼應了上述研究論文的結論。

根據《聯合報》記者張瀞文在 2020 年 6 月撰寫的一篇報導指出，有一群從職場退休的人，因為熱情和專業，於是在「高年級平台」找到新的人生舞台。其中，73 歲的退休牙醫師何良正不僅精通古蹟與建築導覽，還可以使用國、台、英、日等語言解說，已經在高年級平台開了 43 場導覽課，累積了近 500 名學員。

在受訪時，何良正表示，他在 40 幾歲時出國旅遊，發現國外的朋友總可以自信而清楚地介紹家鄉歷史與特色，而當對方來台旅遊時他卻什麼都不知道，只能帶他們去吃，於是在那時立下心願：「我 60 歲的時候，也要像他們這樣，自信地介紹自己的土地。」於是他開始有脈絡的學習家鄉的歷史地理、當導覽志工。

關於退休，在接受夏凡玉採訪的專文中，牙醫師李偉文表示與其談退休二字，不如把人生拉長來看，從末端往回看，就像一個指北針，就會有一個清楚方向。然而，「這是一個目標，並非一張地圖，若是照著地圖可能會喪失許多機緣，但若是凝望終點，中間無論歷經什麼變化，最終都能走向自己的那顆北極星。」

李偉文口中的那顆北極星，是慈悲與智慧；慈悲是為公益付出時，會覺得自己的生命價值提升了，至於對智慧的追求，閱讀是最好的方法，也是他生命的核心。這樣的說法，和我理念正不謀而合，這也就是我都已經 65 歲，還要大力推動 DMBA 牙醫經營管理學院，孜孜不倦為牙醫教育盡心力的動力來源啊！

過去

過去我有哪些重大的收穫
或成就？請列舉 5-7 項，
並說明它帶給自己的反思
或啟發

x1000r/min

現在

我現階段最緊急的事有
哪些？請列舉 3-5 項

我現階段最重要的事有
哪些？請列舉 3-5 項

未來三年

未來三年，我的願景是
什麼？請分別列舉

B 1270.3
18℃ 157461

開啟我的智慧之窗 - 人生儀表板 Open Human's Intelling-OHI

過去

過去我錯失了什麼重要機
會（或人、事、物）？或
是有哪些失敗的經驗？請
列舉 5-7 項，並說明它帶
給自己的反思或啟發

現在

我現階段最憂心的事有
哪些？請列舉 3-5 項

未來三年

未來三年，我的遠慮是
什麼？請分別列舉

原創者：郭志鵬老師 版面設計：OHI 數位牙醫學院

牙醫師生涯規劃的半堂課

請以人生的儀表板架構，分享一下您牙醫生涯或職涯的心路歷程或願景。

字數不限

可以掃描附件 QR code 回答上述問題，將可獲得免費線上課程及參加大摸彩活動。

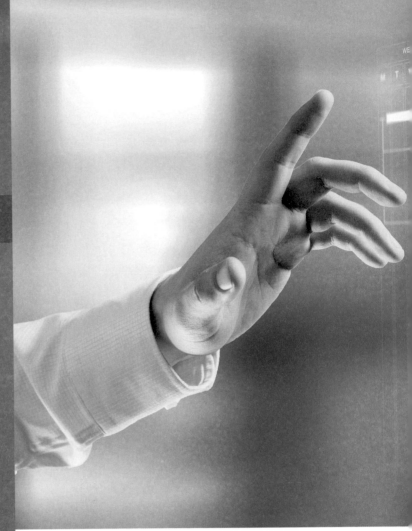

第四篇

DMBA牙醫經營管理學院

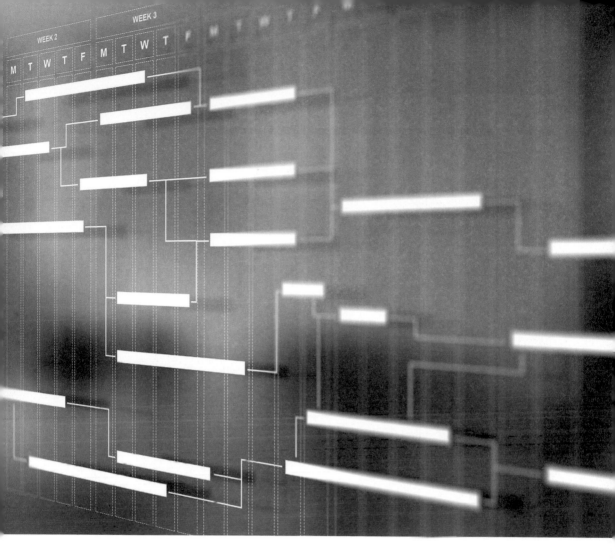

15 青銀合作與共創

16 創造職涯的價值

◎ DMBA 牙醫經營管理學院的半堂課

13 牙醫學院的願景

我在牙醫開業近 20 年之後，深感所學、所知不足，尤其在經營管理方面，需要更多的進修和學習，於是，年過 40 的我對醫務管理產生了濃厚的興趣，包括：要怎麼開業？該怎麼經營好一家牙醫診所？怎麼做好聯合診所？怎麼經營好醫院？為了尋求答案，我先在台大醫務管理研究所在職專班專修一年，接著念台北醫學大學醫務管理研究所，讀了兩年一般商業所謂的 EMBA 或 MBA，不僅讀出個人的醫務管理心得，也讀出了為台灣牙醫界奉獻的使命感。

45 歲取得 MBA 碩士學位

誠所謂「學然後知不足，教然後知困。知不足，然後能自反也」；回顧那一段經歷，是在 1984 年我開業不久，找了多位學弟妹一起參與聯合執業。但由於當時病患不多，又無勞健保，最大的考驗在於，如何讓每一位醫師都有病患可看、並享有基本收入？最終，無非是犧牲的自己利益，還得背負法律的責任，而且診所就像「職業訓練中心」般，雖見人來人往，卻是錢進錢出、

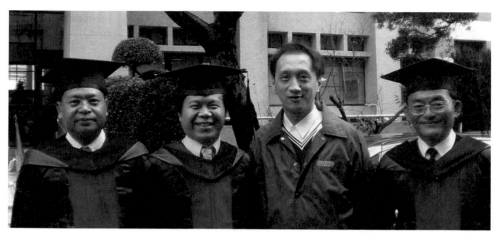

曾明清（左二）以45歲高齡取得MBA碩士學位。

造成虧損連連。因此，深刻體會到學習「醫務管理」已勢在必行。

一開始，我四處聽演講、學管理，花錢聘請診所經營管理顧問分析及解決問題。除了自費聘請顧問指導外，我前後接受台大及北醫大「醫務管理學」的正規訓練，於45歲高齡取得MBA碩士學位。我覺得，學習醫務管理，雖未帶給自己很多實質的財富，卻因此開拓視野、開闊胸襟，牙醫生涯更加豐富多彩。尤其，在人生的智慧、心靈的財富等方面，收穫遠超過預期。

為了落實學以致用的概念，我在2010年邀集台灣牙醫界的菁英，組織「台灣牙醫數位學習學會」（TADEL）。我出任創會會長，身兼常務理事，同時擔任國際植牙醫學會（IDIA）台灣總會的理事長，致力於推動線上的數位學習，積極導入「混成式學習法」，透過二種以上不同的教學方法或媒材進行學習，特別是遠距學程的運用，如電視、網路、視訊會議等數位技術，輔助

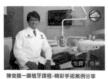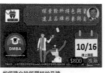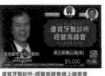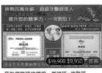

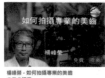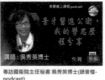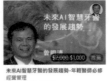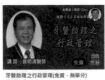

曾明清醫師開辦「OHI 數位牙醫學院」，引領台灣牙醫界的數位學習潮流。

傳統課堂學習，做更有效率的教學與訓練。

開辦 OHI 數位牙醫學院 帶動數位學習

之後還開辦了「OHI 數位牙醫學院」，引領台灣牙醫界的數位學習潮流，透過電腦、平板、手機做互動式的線上學習，目前應是亞太地區最大的牙醫線上學習平台。

談起「OHI 數位牙醫學院」的誕生，和自己的一段小故事有關。牙醫同行都知道，普遍存在於牙醫師中的一項不可能任務，那就是事業與家庭如何兼顧得宜的問題。原因是，身為牙醫師，尤其是年輕的牙醫師，除了週一至週六的看診時間以外，最可貴的週日例假，往往不是家庭日或休息日，而是必須參加會議、上課進修或寫報告的時間。終日汲汲營營，絕非我所願，但工作進

修、進修工作，周而復始，像陀螺般地不斷打轉，似乎成了日常習慣。直到小兒子 4 歲生日，天真無邪地說出他的生日願望時，剎那之間，我才猛然驚醒問題的嚴重性。

小兒子的生日願望是：「希望我的爸爸不是一個『沒有星期天的爸爸』，希望今年我不會每個星期都是『沒有爸爸的星期天！』」

聽到小兒子童言童語的生日願望時，我才驚覺自己虧欠家人太多了。該如何彌補家庭關係的疏離、親子互動的不足？如何在工作職涯與家庭生活之間取得平衡？如何有效維繫家庭的和諧關係？最後得出的結論是：我必須改變！

至於要如何改變？如何做才能避免造成日後的遺憾呢？我開始苦思良方，最後確認唯有網路線上課程，才能一邊上課進修，增進自己所不能所不及，又能一邊在家陪伴小孩，兼顧家庭和諧和生活品質，因此決定創立「OHI 網路學堂」，之後擴大為「OHI 數位牙醫學院」，不但為自己謀福，也能造福所有同業。

催生成立 DMBA 牙醫經營管理學院

才不過幾年光景，數位學習已經成為教育的充分且必要標準配備，尤其全球在新冠肺炎肆虐之後，網路課程、線上學習和視訊會議的需求，更是與日俱增、倍速成長。有鑑於此，我希望進一步成立「DMBA 牙醫經營管理學院」（英文 DMBA，即企

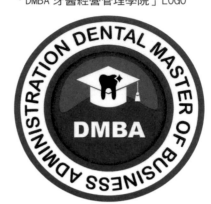
「DMBA 牙醫經營管理學院」LOGO

管碩士 MBA，加上牙醫 Dental 的字首 D），邀請具有卓越專業且經驗豐富的牙醫師，分享成功的經營之道、傳授更多的專業技能和管理知識，來幫助年輕牙醫師少走一些冤枉路，甚至找到快速邁向成功之路，成為快樂的牙醫師。

　　這是我為什麼要成立「DMBA 牙醫經營管理學院」的初衷。

　　此外，在一次和媒體界好朋友聊天的過程中，他問我：「曾院長，您 65 歲了，照理說該退休了，到底為誰辛苦為誰忙啊？成立 DMBA 的願景，又是什麼呀？」

　　2022 年 11 月 1 日我將滿 65 歲了，細數從 1984 年在信義路六段開業，到現在也已經滿 38 年了。這位媒體界的好友提醒我「歲月催人老」啊！但，有句話說「活到老、學到老」，我在一路學習過程中得到很多的收穫和快樂，特別是在醫務管理上充滿著「與時俱進」的成長和樂趣。因此，從一開始只是很單純的想分享，到後來隨著不斷的分享與回饋，激勵自己要讓「純分享」更加企業化、更具有綜效，於是，我定下「DMBA 牙醫經營管理學院」的願景是：成為亞太地區最佳的口腔醫管學院及顧問公司。

　　「那麼，您要如何實現成為亞太地區最佳的口腔醫管學院及

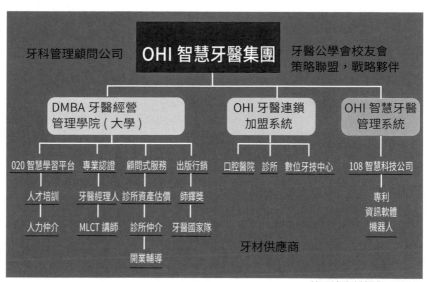

曾明清資料提供／設計

顧問公司的願景？」這位媒體朋友詢問的口氣，一副咄咄逼人的
樣子。還好，我有備而來，擺出「既來之則安之」的陣勢以對，
首先攤開 2022QS 全球全日制 MBA 排名表、全球最好的十個商
學院、全球最佳十大企業諮詢管理顧問公司、EMBA 合辦課程
QS 排名首五位等資料，強調「有為者亦若是」。

號召 108 家牙醫診所專家 組快樂牙醫聯盟

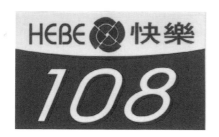

多數人會被既有的環境、
條件、能力所制約，然後，理所
當然地把自己限縮在一定範圍之
內，或者把自己綁在一個特定的

DMBA 顧問群

姚振華醫師
國防醫學大學教授／
台灣牙醫數位學習學會榮譽理事長

曾明清理事長兼具理論基礎與實務經驗，參加他主持的 DMBA 經營顧問班，確實可以幫助年輕的牙醫院長快速成長，診所經營一帆風順。

奚臺陽醫師
台灣牙醫數位學習學會第三屆理事長

透過參加曾明清理事長的 DMBA 經營顧問班，吸收他所累積 30 年以上的管理實務經驗，對年輕開業的牙醫師而言，像是找到一盞明燈，減少 10 年摸索錯誤的機會，絕對是通往成功的捷徑。

楊沛青醫師
臺北醫學大學教授／
前臺灣口腔醫務管理學會理事長

念的醫管專家，對未來牙醫趨勢，洞燭先機，精通數位行銷、數位學習，參加他的 DMBA 經營顧問班，對診所數位轉型有莫大的助益。

李廣義博士
中華產業人才發展協會理事長／
行政院簡報競賽金牌獎師

曾明清理事長作育英才不遺餘力，長期投入牙醫院長、牙醫經理人、牙醫助理等人才培訓，對牙醫產業的貢獻厥偉。參加他的 DMBA 經營顧問班，對診所人才的選、訓、留、用，打造夢幻團隊有極大幫助。

蔡政峰醫師
臺灣口腔醫務管理學會理事長／
前高雄院綜合醫院牙科部主任

曾明清理事長是我見過，能同時投入創新科技與醫管結合的少數牙醫師，對企業診斷與牙醫未來趨勢，有前瞻性思維，他的 DMBA 經營顧問班值得推薦。

謝尚廷醫師
前臺灣牙醫師公會全聯會理事長／
ABC 牙醫集團總院長

曾明清理事長與我亦師亦友，他的許多經營理念與我不謀而合，他的 DMBA 經營顧問班，絕對值得年輕院長參加學習。

鄭文韶醫師
中華民國齒顎矯正學會前會長／
前長庚醫院牙科部主任

曾明清理事長，累積多年豐富的口腔醫務管理實務經驗與理論基礎，相較於大型長庚醫院的企業化管理不遑多讓，參加他主持的 DMBA 經營顧問班，相信能獲益良多。

黃建文醫師
前中華民國牙醫師公會全國聯合會
理事長／東群牙醫聯盟總院長

曾明清理事長，長期致力於牙醫數位學習 & 人才培訓，對於如何成功經營牙醫診所有獨特的見解，參加他主持的 DMBA 經營顧問班，應該能滿載而歸。

李若菁醫師
東群牙醫聯盟副總院長／
台北醫學大學臨床助理教授

曾明清理事長，長期致力於牙醫數位學習 & 人才培訓，對於如何成功經營牙醫診所有獨特的見解，參加他主持的 DMBA 經營顧問班，應該能滿載而歸。

DMBA 顧問群

陳日生醫師
台北市牙醫師公會前理事長／
迪士尼牙醫診所院長

曾明清理事長，認識他超過 20 年，亦師亦友陪我走過跟辛的開業之路，他的診所成功經營理念，也名揚海峽兩岸，我非常推薦他主持的 DMBA 經營顧問班。

王成志醫師
前台灣口腔醫務管理學會理事長／
莒光牙醫診所院長

曾明清理事長，是資深的正科班醫管碩士畢業，具有深厚的醫管理論及實務經驗，有系統化、人性化的企業診斷及個別輔導，不是一般開業術，只是個人經驗可以比擬，我慎重推薦他主持的 DMBA 經營顧問班。

徐慶玲醫師
美國哥倫比亞大學牙周病專科醫師／
中央公園精品牙醫診所院長

【慶玲醫師開口笑】YouTube 頻道，累積 1000 萬人氣，幫助許多牙周病患者改善口腔問題，這是診所非常重要的行銷策略之一。曾明清理事長的 DMBA 經營顧問班，也將提供診所正確而有效的行銷知識與經驗，我誠摯地推薦有興趣的年輕院長來參加。

潘韞珊醫師
中華長生美學醫學會首席美齒顧問
／魔法牙醫診所院長

近期研發「Dr.Anla 潔牙泡泡」希望讓大家真正能越刷越健康，讓牙醫師面對患者傷口或清潔口腔用具，都能更專業。曾明清理事長的 DMBA 經營顧問班，同樣重視創新創意，希望幫助年輕牙醫師應付解決各種開業的難題，我表心地推薦。

曹皓崴醫師
台灣數位牙科學會理事長／
悅庭牙醫集團創辦人

曾明清理事長在牙界有非常多的人脈與經營，透過這些有經驗的前輩可以找到牙科經營成長的成功關鍵密碼，理事長主持的 DMBA 經營顧問班，非常令人期待。

曹士賢執行長
艾瑞瓷牙科繼續教育中心執行長／
NTU EMBA Lite

曾明清理事長在牙科界有非常多的人脈與經營，透過這些有經驗的前輩可以找到牙科經營成長的成功關鍵密碼，管理事長主持的 DMBA 經營顧問班，非常令人期待。

黃彥欽醫師
國立陽明大學牙醫校友會總會長／
前臺灣國際植牙醫師學會理事長

曾明清理事長多年從事醫管與數位牙醫推廣，續效卓越！他主持的 DMBA 經營顧問班，從理論到實務確實可以幫助牙醫師更能良好經營管理，為發展事業提供良好基礎，樂予推薦。

范綱信醫師
恩主公醫院牙科部部長／
走出象牙塔牙科到宅服務召集人

推薦明清理事長主辦的 DMBA 顧問班！你希望診所的管理更上一層樓嗎？輕鬆管理多家診所，讓你成為牙醫界的郭台銘，就趁現在加入 DMBA 顧問班，讓你無後顧之憂。

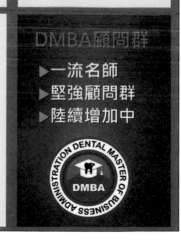

DMBA顧問群
▶一流名師
▶堅強顧問群
▶陸續增加中

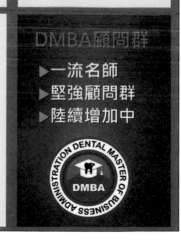

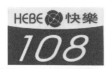
舒適圈裡面,但我不是。我習慣悠遊於創造性的思考,更樂在創造出各種的可能。比如,開業之初,並未多想,就用自己的名字為診所取名「明清牙科」,之後要做美容牙科,又以「明眸皓齒、清秀佳人」的標語為號召,同時希望經營成家庭牙醫診所,就在門口設計了一隻媽媽、一隻小朋友的兩隻貓熊圖案,結果開業 30幾年後,左鄰右舍竟然不知道我診所名字,但因他們小孩非要來有「貓熊」的牙科診所而上門來,也曾效法《水滸傳》中英雄好漢的行俠仗義精神,號召全台 108 家牙醫診所專家,組成「快樂108 牙醫聯盟」,協助更多民眾提升口腔健康,還曾開發了「會說話的玻璃牆」院外口腔衛教系統⋯⋯。總之,好像我的 DNA裡存著源源不絕創新求變的基因。

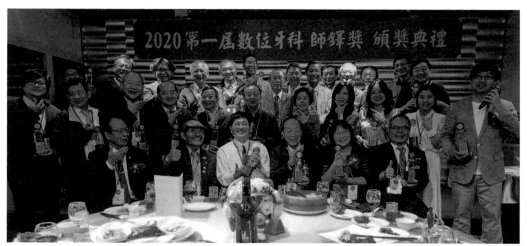

我（前排坐者右一）主辦 2020 第一屆數位牙科師鐸獎，計 50 位講師受獎，是台灣牙醫界的一大盛事。

依照既定計畫，「DMBA 牙醫經營管理學院」在 2022 年 5 月 15 日掛牌成立，同時要完成組織顧問團隊、錄製挑戰百萬年薪之牙醫經理人系列課程、製作課程宣傳 DM、建置專屬網站及臉書粉絲頁。此外，第一年全年預計舉辦 12 場牙醫經營高峰會、辦理第二屆智慧牙醫師鐸獎、規劃開辦優質牙醫診所經營顧問班、研究發行智慧牙醫雜誌，以及和國內外講師洽談課程內容暨締約、與其他公學會和廠商策略聯盟等。

我們堅信，只要抱持著「成功不必在我」的信念，廣納牙醫界的優秀人才加入這個團隊，「DMBA 牙醫經營管理學院」的願景——成為亞太地區最佳的口腔醫管學院及顧問公司，是指日可待的事。在這裡，我們要誠摯邀請有志者攜手同行，一起來完成這個「有為者亦若是」的使命。

14 培養專業經理人

　　台灣所說的專業經理人，歐美稱為 professional manager，大陸叫做職業經理人，意思都一樣。在一篇題為〈什麼是專業？〉專欄中說得很好，作者《商業周刊》創辦人何飛鵬認為，稱得上專業，至少要具備三個要件：專業精神、專業倫理與專業能力。

　　在《創客創業導師程天縱的專業力》一書中，作者程天縱則以他 40 多年專業經理人職涯的心得強調，作為好的專業經理人，必須始終謹守「下殘局」、「抬轎子」以及「專業傳承」等三個原則。他以下象棋為例說明，創業家是「布局」的人，而專業經理人則是專門「下殘局」的人，也就是要想方設法找到贏棋的方法，而且還要功成不居的抬好轎子、努力做到專業精神、專業倫理與專業能力的傳承。

營運好診所 經營管理力是必備條件

　　我開業近 40 年來的最大體會是，想要經營好牙科診所，不論是小型、中型或大型連鎖的，甚至是管理好一家區域醫院或醫學中心的口腔科，經營管理能力都是非常重要的必備條件，而專

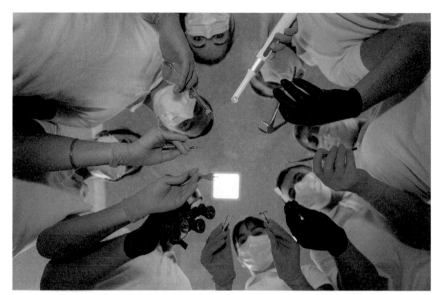

想要管理好一家區域醫院或醫學中心的口腔科，必須具備帶領團隊的能力。

業經理人稱不稱職、能力好與不好，往往就是最重要的關鍵，但可惜的是，自行開業的 80% 牙科診所過去並不重視，區域醫院或醫學中心可能稍微好一些，但也有很大的改進空間。

隨著數位時代來臨、牙科診所競爭加劇，牙醫師除了不斷精進自己的專業技術之外，也開始重視自身的經營管理能力，甚至體認到專業經理人的重要性，於是開始有所謂的「超強助理管理課程」等等。事實上，早在我開辦「OHI 數位牙醫學院」的時候，就已經開始推動類似課程了，相隔 12 年後成立「DMBA 牙醫經營管理學院」，我更堅定要有系統化地開發更多更實用的課程、培養更多更好的專業經理人，來提高台灣整體牙醫界的經營管理能力和服務品質。

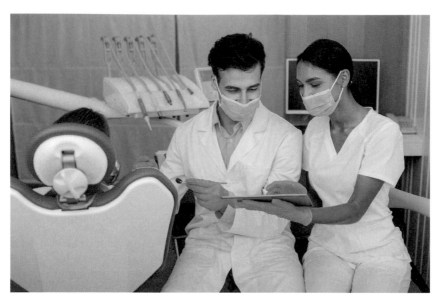

透過課程學習和實務見習，牙醫助理可以在專業方面更上層樓。

從基層牙助教起 挑戰百萬年薪

前些時候，我劍及履及錄製了「挑戰百萬年薪的牙醫經理人」的十堂線上課程，內容融合了我近 40 年執業的學習心得和經驗精華，涵蓋理論與實務、案例討論和心得分享，同時可供學分認證。授課對象則包括：對牙醫產業經營管理有興趣、想跨界、跨領域的社會菁英；想要挑戰百萬年薪的資深牙醫助理、想要升級成為牙醫經理人或成為斜槓講師、作家的人；即將開業或剛開業的牙醫院長及夫人。

檢視台灣的牙醫職涯，我們從最基層的是牙醫助理談起，根據 104 人力銀行的統計分析，牙醫助理的年薪，從剛入行的 32

百萬年薪的牙醫經理人發展圖

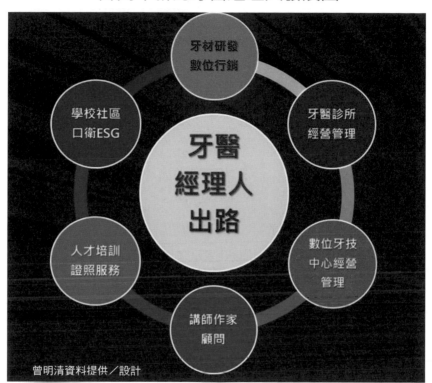

牙材研發
數位行銷

學校社區
口衛ESG

牙醫診所
經營管理

牙醫
經理人
出路

數位牙技
中心經營
管理

人才培訓
證照服務

講師作家
顧問

曾明清資料提供／設計

萬元到工作 15 年以上的 43 萬元，薪資調整幅度不大，主要原因是，絕大多數牙醫助理的工作都只是在做一般的牙科跟診、感控和基本的行政庶務，沒有太高專業程度的要求。換句話說，透過課程學習和實務見習，牙醫助理可以在專業方面更上層數，比如先做到雷射、數位或假牙跟診、衛教諮詢，再做到植牙、矯正或牙周病手術的跟刀手及其衛教諮詢，往上還可以進修成為口腔諮詢師、衛教師、內外部訓練講師等專案型人才，這時候的年薪可以提高到 47 萬至 58 萬元。

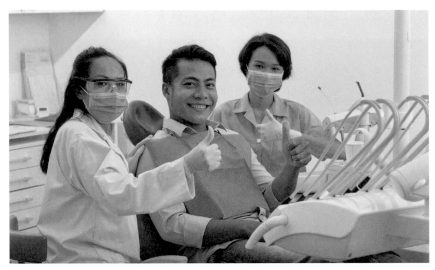

好的牙醫助
理必須是好
的溝通者，
讓來看診的
病人減少不
舒服感。

　　如果對管理職有興趣，願意下功夫學習，在中、大型的牙科
診所或醫院，一路做到護理長或行銷、資訊、財務、人事、研發
主管，甚至行政副院長、院長等。 這時候的年薪，可以達成 80
萬元至 120 萬元，甚至還可以分紅。

優秀牙醫助理 必須是良好的溝通者

　　在進入有關專業經理人相關培訓課程和規劃的這個話題之
前，我想分享一個牙醫助理的真實案例，來說明牙醫助理的現狀
和所需的人格特質。

　　鈺涵（化名）擔任牙醫助理五年了，曾經在矯正、根管治療、
拔牙、牙周病、口腔保健等不同專科擔任過牙醫助理，對工作抱
有高度的熱忱。她說，之所以喜歡這份工作，是因為可以幫助人，

不僅在療程中舒緩病人的不安情緒，後續還要打電話關心患者；換句話說，好的牙醫助理必須是好的溝通者，讓來看診的病人減低不舒服感，協助醫師讓病人了解自己的病情及後續如何保健，甚至有效幫忙櫃台做好接待或預約的工作。

任職牙醫助理的年齡層很廣，有剛出社會的年輕人，也有二度就業的媽媽。鈺涵說，只要你有學習的能力與熱誠，就可以勝任這份工作，剛開始會由老鳥帶著新人學習，認識診所、器械、工作內容等，接著上牙醫師公會開的培訓課程，深入理解為何要準備哪些器械、醫生執行該項療程的步驟和目的等，其中，器械的分類及其用途，會是個門檻，比如是用在拔牙或根管治療，但很快就可以上手。

鈺涵有學習動力和工作熱忱，是很不錯的牙醫助理，但她坦承五年來的薪資增長極有限。我認為，如果她願意來上「DMBA牙醫經營管理學院」的課程，努力精進自己的本職學能和管理能力，未來一定有機會成為百萬年薪的牙醫經理人。

牙醫經理人認證課程 分基礎和高階班

「DMBA牙醫經營管理學院」規劃的牙醫經理人的認證課程，分為基礎班和高階班，這兩班各有行政管理、行銷客服，以及醫療專業三個領域，上課時數都是 18 小時，合計各為 54 小時的完整課程，為了方便了解起見，以下我分別用表格來呈現。

DMBA 牙醫經理人的認證課程表

班別	時數	行政管理課程 (18 小時)	行銷客服課程 (18 小時)	醫療專業課程 (18 小時)
一、牙醫經理人基礎認證班	A 3hr	1. 牙醫助理生涯規劃 2. 牙醫助理工作職能 3. 牙醫助理工作價值觀與角色扮演	1. 牙醫院所行銷管理概論 2. 牙醫院所品質管理概論 3. 牙醫院所之顧客關係管理概論	1. 臨床牙醫學概論 2. 常見口腔病變 3. 預防牙醫學與牙科營養學
	B 3hr	1. 牙醫助理例行工作與技工管理 2. 櫃台事務與資訊管理 3. 診所內外環境安全及危機處理	1. 牙醫助理的美姿美儀 2. 牙醫助理的接待禮儀 3. 牙醫助理的電話禮儀	1. 蛀牙形成、治療與預防 2. 牙周病形成、治療與預防 3. 口腔衛生與牙菌斑控制
	C 3hr	1. 健保 IC 卡作業流程 2. 健保申報及抽審作業管理 3. 如何避免申報失誤之訣竅	1. 牙醫助理的 EQ 管理技巧 2. 牙醫病患就醫心理學 3. 牙醫助理之醫病關係與溝通技巧	1. 牙科常用之器材、儀器介紹 2. 牙科器械之滅菌與消毒 3. 牙科感染控制與廢棄物處理
	D 3hr	1. 牙醫院所採購作業管理 2. 牙醫院所資產庫存管理 3. 牙醫院所設備維修管理	1. 牙醫約診制度與回診技巧 2. 牙醫病患之訴怨處理技巧 3. 如何協助醫師解說治療計畫技巧	1. 牙醫助理跟診觀念、基本技巧及四手操作 2. 牙科 X-ray 攝影及診斷簡介 3. 口腔健康檢查與紀錄
	E 3hr	1. 牙醫助理目標制定與自我管理 2. 牙醫助理績效管理 3. 牙醫助理自我價值觀與自我激勵技巧	1. 牙醫助理病歷管理技巧 2. 病患資料庫行銷技巧 3. 牙醫院所顧客分類管理技巧	1. 牙醫復形學概論、器材準備與跟診須知 2. 根管治療概論、器材準備與跟診須知 3. 口腔外科概論、器材準備與跟診須知
	F 3hr	1. 醫事法律與醫學倫理 2. 牙醫院所標準作業流程流程管理（SOP） 3. 牙醫助理及經理人認證發展	1. 如何建立自信與有效表達 2. 牙醫助理之敏感度訓練 3. 牙醫助理如何建立成功的習慣	1. 假牙概論、器材準備與跟診須知 2. 牙周病概論、器材準備與跟診須知 3. 兒童牙科概論、器材準備與跟診須知

班別	時數	行政管理課程 (18 小時)	行銷客服課程 (18 小時)	醫療專業課程 (18 小時)
二、牙醫經理人高階認證班	A 3hr	1. 牙醫院所之團隊共識與願景建構 2. 牙醫經理人之兩性關係管理	1. 牙醫經理人之敏感度進階訓練	1. 牙周病手術概論與器材準備 2. 牙周病治療計畫解說技巧 3. 牙周病之預防與口腔衛教
	B 3hr	1. 優質牙醫助理招募與遴選 2. 新進牙醫助理引導與教育訓練 3. 擔任新進牙醫助理的良師益友	1. 牙科多媒體簡報技巧與數位攝影 2. 數位行銷 3. 數位學習	1. 牙科矯正學概論與器材準備 2. 矯正治療計畫解說技巧 3. 矯正病患之口腔保健
	C 3hr	1. 建立高效能之夢幻團隊組織 2. 牙醫經理人之領導技巧 3. 成功幕後推手—醫師娘的角色扮演	1. 兒童患者關係與溝通技巧 2. 成人患者關係與溝通技巧 3. 對待特殊患者之應變措施	1. 人工植牙簡介及助理跟診技巧 2. 植牙手術無菌原則與手術基本器械介紹 3. 人工植牙治療計畫解說技巧
	D 3hr	1. 牙醫經理人發掘問題的意識與方法 2. 牙醫經理人分析問題的技術 3. 牙醫經理人理解問題的策略與取決	1. 自費行銷規劃與建議方案	1. 美容牙科學概論與器材準備 2. 雷射牙醫學概論與設備簡介 3. 自費治療計畫解說技巧
	E 3hr	1. 牙醫經理人的人際溝通與管理 2. 牙醫經理人的壓力管理 3. 牙醫經理人的危機與管理	1. 學校口腔健康宣導與行銷 2. 社區口腔健康宣導與行銷 3. 企業口腔健康宣導與行銷	1. 似假還真之臨時假牙製作 2. 3D 列印 3. CAD／CAM
	F 3hr	1. 認識顧客的價值與建立成本意識 2. 價值的加值與創造 3. 成本的節制與控制	1. 公關行銷概念 2. 滿意服務與感動行銷 3. 創造時間貢獻利潤	1. 牙科緊急處理暨心肺復甦術要領

曾明清資料提供／設計

　　此外，我將這兩套課程融合畫了一副牙醫助理和牙醫經理人學習地圖，分院外及院內管理兩塊，目標則是診所經營效益分析。

　　等鈺涵上完牙醫經理人認證課程的基礎班和高階班，有機會做到護理長或行銷、資訊、財務、人事、研發主管，甚至行政副院長、院長，又或者年輕牙醫師想開業、中年牙醫師的診所想轉型、退休牙醫師的診所要傳承，「DMBA牙醫經營管理學院」還將提供相關的諮詢和輔導服務，重點在如何提高診所經營效益。

　　要如何提高診所的經營效益？根據我開業近40年的經驗，並擷取近百位資深牙醫師的經營實務，可分為8個項目和步驟，同時用OPDCA循環式品質管理的作法（Observation-Plan-Do-Check-Act的簡稱），按觀察、規劃、執行、查核與行動來進行活動，以確保可靠度目標之達成，並進而促使品質持續改善。

　　這8個項目和步驟，從診所經營現況分析到建立制度且落實施行，其中，從診所作業現場資料蒐集到確定對策方案的作業內容，有更具體的工作項目，我分別將需診所院長自行作業和DMBA代行的工作內容做更詳細說明。

　　以上所談，如此林林總總的問題，實非一朝一夕能解決。建議年輕牙醫師族群可透過參加「DMBA牙醫經營管理學院」，藉由經驗豐富的專業顧問群，協助解決疑難雜症，從而讓牙醫師們從系統化的學習管道中，有效解決所有開業及經營管理等問題。

　　下一章要談牙醫師的青銀合作與共創，這是現在很重要且急迫卻沒有人談的問題。

15 青銀合作與共創

　　台灣社會面臨高齡化的問題、少子化的威脅，早已不是什麼新鮮話題了。重點是，我們該如何因應這個不可逆的趨勢，身為牙醫師，我關心此一趨勢與問題，自然不是夸夸談論台灣的經濟發展和國家安全，而是聚焦於老中青牙醫師未來的何去何從，該如何匯聚年長和年輕牙醫師的專長與優勢，共創美好的新未來。

青銀共創新趨勢 串起高齡者與青年

　　根據國發會人口推估，2026 年 65 歲以上的人口將佔總人口數逾 20% 將成為超高齡社會，而少子化對工作年齡人口結構的影響，恐怕在半世紀內就會反映，未來在 15 至 64 歲的工作人口中，將有一半由 45 至 64 歲的中高齡人口組成。台灣即將由高齡化邁向超高齡化社會，再加上近些年來的青年創業潮，因而衍伸出「青銀共創」的熱門議題，串接起高齡族群與青年族群共同工作的趨勢，甚至被視為未來工作的主流模式之一。比較可惜的是，大多數的牙醫師都是自己開診所，絕少會想到牙醫界「青銀共創」這個議題，自然也就沒有後續的計畫和行動了。我延續並擴充在

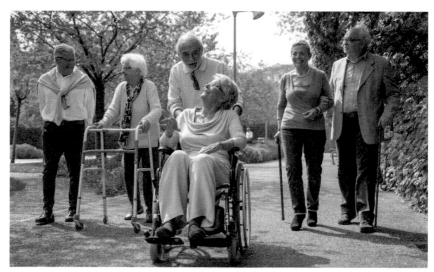

高齡化已是全球的共同課題，台灣社會也是如此。

這一章開頭所說的，青年人與銀髮族各有各的優勢，如果能透過彼此在社會、經濟、文化等各個層面的緊密交流與積極合作，勢將更有機會激發出許多新的創意與成果。更重要的是，在世代逐漸疏離的台灣社會，「青銀共創」能成為跨世代的黏著劑，並建構出新的社會型態。因此，在「青銀共創」這個議題上，政府扮演著舉足輕重的火車頭角色，各部會紛紛推出各種鼓勵或補助方案，各縣市獎勵措施如雨後春筍般出現，共創樣態不斷推陳出新。

政府推動青銀共創 不遺餘力

政府曾經推出的方案，舉其犖犖大者，包括：內政部的「營

造友善勞動合作社環境」；農委會的「農村再生培根計畫」、「幸福農村推動計畫」和「強化農村農家生產及生活經營能力暨高齡者生活改善計畫」；教育部的「樂齡學習中心實施計畫」和「補助大學校院辦理樂齡大學計畫」；衛生福利部的「高齡友善城市計畫」、「失智友善社區計畫」、「社區預防及延緩失能照護計畫－長者健康管理計畫」、「建立社區照顧關懷據點」，以及「高齡友善健康照護機構推動計畫」；經濟部的「社會創新組織相關輔導計畫」；文化部的「社區營造青銀合創實驗方案補助作業要點」；勞動部的「多元就業開發方案」和「培力就業計畫」等。

政府上述各項方案，絕大多數都是從滿足高齡者需求出發。民間的實例則比較偏向「青銀共創」的具體落實，包括：《戀戀大茅埔》紀錄片導演彭啟原在台中東勢區成立「大茅埔調查團」，讓當地耆老和青年一同投入調查團的訪調工作；以青年為主體的「苑裡掀海風」鼓勵在地阿嬤編織藺草，讓這項文化能夠流傳下去；台南銀同社區，有一個「Oh Old！」市集，是以青銀合創為基調的市集。

期待牙醫界青銀共創 發揮優勢互補

回頭來看牙醫。台灣超過 16000 多名牙醫師當中，若依「台灣 2020 年執業醫師年齡層」等比率推估，60 至 69 歲占 15%、約 2400 人，70 歲以上占 6%、約 960 人，這在牙醫師專業刊物、

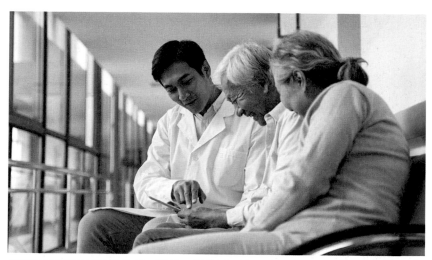

規劃了牙醫師「青銀共創」計畫,希望透過專業的諮詢輔導服務,來推動牙醫師的傳承工程。

各縣市牙醫師公會網站或報紙分類的廣告上,租讓或售讓牙醫診所的廣告屢見不鮮,都在在說明了,有非常多年長牙醫師的診所想要找年輕牙醫師「接手」。有鑑次此,我規劃了牙醫師「青銀共創」計畫,希望透過專業的諮詢輔導服務推動牙醫師的傳承。

以我執醫 40 年的經驗,和我所做過的相關努力,若說要在台灣牙醫界推動「青銀共創」的理念,我有信心說「舍我其誰!」這句話,與其說是自信心太強,不如說是責任感太重吧;我 80 多歲的叔公、前台灣大學中文系梁榮茂教授以「勇於追求夢想,永不放棄」相贈,更加激勵鼓舞了我:要做個拚命向前過河卒子。

談到牙醫師「青銀共創」計畫,首先我們要了解的是,年長和年輕牙醫師的各自優勢有那些,其次要讓他們充分相互了解、發揮互補功能,讓一加一大於二,甚至大於三或者四。年長牙醫

師的優勢，至少包括：醫療技術成熟、診所具有品牌、地方人脈扎實，以及病患數目穩定；年輕牙醫師的優勢，主要有：體力相對良好、具有數位能力、更有創新意願，以及發展潛力較高。換言之，年長和年輕的牙醫師有很強的互補性，因此，推動牙醫師的青銀合作與共創，不僅僅切合現在的需求、迎向未來的趨勢，更有無窮無盡的商機，期待更多的有志一同者共同來努力。

AI 數位牙醫國家隊 為青銀共創推一把

事實上，我早在 2014 年就曾邀請 38 位醫師製作「我的牙醫生涯之路心得分享會──Dental TED」，出版了 38 位牙醫菁英精彩故事影音專輯（全套 20 小時），此一為台灣牙醫史上的創舉，讓資深醫師寶貴的經驗得以記錄與傳承，可說是推動牙醫師傳承

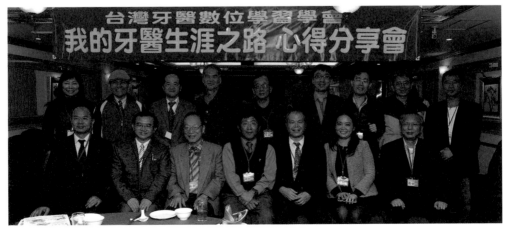

除了線上牙醫學院，2014 年曾明清醫師（前排坐者右三）還邀請了 38 位牙醫菁英，分享職業生涯心得，首創 Dental x TED，留下了大師們的智慧。

工程、「青銀共創」計畫的雛形。我舉這個例子，不是為了彰顯個人多有遠見、多有能力，而是為了說明眾志是可以成城。

2020 年新冠疫情肆虐全球，而且有愈演愈烈的態勢，我進一步發起了「AI 數位牙醫國家隊計畫」（AIDD）。依此計畫，以減診分流，主動出擊，決戰院外的防疫策略，減少牙醫診所醫護從業人員院內感染的機會，同時提供到宅牙醫，居家治療服務的需求。號召參與這項計畫的牙醫師，不限年齡、不分男女，自成軍以來，牙醫界熱忱響應，超過 50 位牙醫講師自願加入，擔任線上學習種子講師，分享與傳承他們的專業知識與經驗，傳遞牙醫新知，提升牙醫水準，造福患者。這些種子講師所錄製的課程超過 100 小時，近 1000 位牙醫師在線上學習，獲益良多，可說是「青銀共創」的另一個具體實例。在此，我要特別感謝所有參與者的無私奉獻，更期待將來有更多人參與，繼續完成未竟之志。

「台灣 AI 數位牙醫國家隊」計畫的短期目標是全民抗疫大作戰，口腔保健最重要；減少社區傳疫情，遠距醫療做前鋒；到宅牙醫不打烊，自主管理一口發；停診停課不停學，AI 牙醫做得到。中、長期目標是：協助牙醫診所解決營運困境、傳統牙醫產業數位升級轉型，並透過各界的資源整合，發揮台灣 AI 數位牙醫軟實力，開發國際市場。這些都是我們的未竟之志，有賴於牙醫界更多的「青銀共創、世代共融」，一一推動、逐項落實。

推動牙醫界的「青銀共創」的理念與價值，除了具有「社會公義」之外，還有「商業利益」，畢竟義與利不宜偏廢。我在第

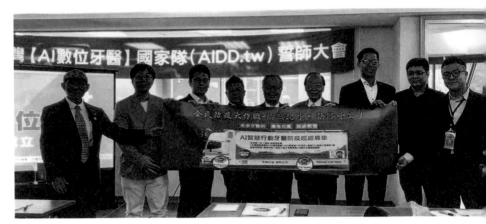

「台灣 AI 數位牙醫國家隊」計畫是「青銀共創、世代共融」的先鋒。

三篇牙醫師的生涯規劃中，充分說明了從「奠定基礎青年期」到「閒情逸致退休族」等四個階段的主要需求，大家不妨再複習一下，尤其是年輕醫師，不管是自己要開業、合夥創業，或者受雇於人，甚至想要轉型、擴大營業規模，如果能夠找到合適的年長醫師請教或諮詢，聽取他們的建議或實質合作，甚至取得他們的資源或有力協助，一定可以少走許許多多的冤枉路，縮短了快速成長、邁向成功的時間，這就是「商業利益」之所在。

牙醫傳承工程 將推動三項重要工作

我將這個重要且迫切的牙醫師傳承工程，正式命名為「智慧牙醫青銀合作・世代共融計畫」，要推動的主要工作有以下三項，第一、由年輕牙醫師帶領牙醫系學生，訪問 70 歲以上或已

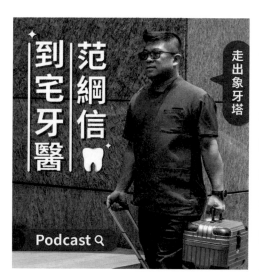

退休牙醫師，請教並記錄他們的職涯故事，以便傳承他們的寶貴經驗；第二、組合年輕的與退休的牙醫師，一起到弱勢家庭做「到宅牙醫服務」，以便有效推動愛心的善循環；第三、媒合想退休與想開業年輕牙醫師的關係連結，並提供必要服務，以便建立資源共享、利潤與共的良性制度。

其中，退休老牙醫師診所的頂讓或租讓，關鍵在牙醫診所資產的鑑價與評估，可委託 DMBA 專業顧問公司或會計師服務，DMBA 的診所資產鑑價服務模式有兩種，一是透過 AI 專業軟體做初步的鑑價，有免費和付費服務供選擇，二是採付費方式，透過 DMBA 顧問團以專業訪談和「盡職調查（Due Diligence，簡稱 DD）」方式評估鑑價，如需 DMBA 的後續媒合服務，再另行議定相關的合作細節。

我發起並要推動「智慧牙醫青銀合作 · 世代共融計畫」，不免有人勸我：「已屆退休之齡，何苦如此操勞？」這時，我總會想起好友兼恩師郭志鵬勉勵我的這一段偈語：「手把青秧插滿田，低頭便見水中天，身心清淨方為道，退步原來是向前。」

誠哉斯言！要做智慧牙醫的志業，要有如此的智慧啊！

智慧牙醫的四堂半課

16 創造職涯價值

　　據統計，截至 2020 年底，全台約有 16000 位牙醫師，以台灣 2300 萬的人口計算，一位牙醫師僅能分配到約 1500 位病患，而且隨著少子化和超高齡化的趨勢，未來隨著牙醫師數量緩步增長，而且人口加速負成長，將面對人才飽和的危機，但我認為，少子化讓更多家長重視孩童的口腔衛生和牙齒保健，超高齡化讓老人牙齒健康的需求與日俱增，何況在科技飛快進步之際，也為牙醫產業開創出許多新藍海，例如隱形矯正、一日假牙等等，都是數位時代之下的新服務。

提高口腔醫療品質 牙科講求專科化

　　事實上，衛生福利部於 2018 年公告牙醫的十大專科，除了原有的口腔外科、齒顎矯正科，以及口腔病理科等三大科別之外，還增加了兒童牙科、牙髓病科（根管治療）、贗復補綴科（假牙）、牙周病科、家庭牙科、特殊需求者牙科、牙體復形科，目的不外乎是，提升並滿足病患在口腔健康上各個項目的醫療品質需求。

　　此外，衛福部心理及口腔健康司（簡稱心口司）兩者毫無關

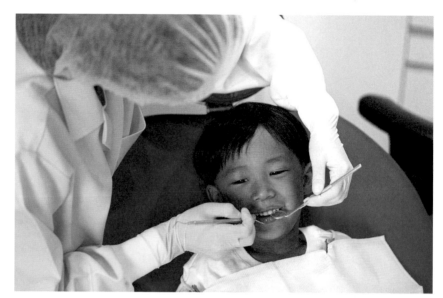

牙科愈來愈講求專科化，比如兒童牙科也愈來愈受重視。

聯卻合併設置，長年遭到詬病，各界不斷倡議兩者應該獨立設置，近年來，隨著社會安全網不斷擴大布局，心理衛生業務不斷增加，以及口腔健康的需求日趨專業化、專科化，衛福部因而完成「心口分家」的計畫，待行政院修法之後，將改為心理衛生司（或心理健康司）以及口腔健康司（初步規劃設置四個科）。這也顯示，牙醫師的未來，雖然有不少新的挑戰，但也有許多新的機會，端看個人有沒有做好相關的準備。

做好準備的第一步，是要務實了解從事牙醫行業的資產價值，以牙醫診所為例，資產價值包括固定資產，如診所的建築物、機械儀器、運輸工具以及其他與生財、生產、經營有關的工具、器具和設備等，還有流動資產，包括現金和約當現金、銀行存款、

有價證券、短期投資、應收帳款、應收票據、存貨、預付費用等，以及無形資產，如智慧財產權、特許權、品牌、人力資源、客戶資料、企業文化、專案等可構成競爭優勢或對生產經營發揮作用的非貨幣性資產，都可以算是。

衡量職涯價值四象限 端視價值與效率

　　緊接著要清楚職涯價值。如果把「價值和效率」分成四個象限，可以把工作內容分成以下幾種：第一種，高價值、高效率；用有效率的時間做出高價值的事，例如，建立自動化系統，將繁瑣手動的工作用機器取代，或者在會議前一天先將報告內容整理寄給所有與會者，讓對方提前準備和消化，以便開會時直接討論議題。第二種，高價值、低效率；做重要的事情，但用低效率的方式完成，例如，手動檢查資料，開重要會議但議程規劃鬆散。第三種，低價值、高效率；做起來很快，但每個動作價值不大的事情，一般是簡單的日常工作，例如，瑣碎地回覆 email 和訊息。第四種，低價值、低效率；用耗費時間的方法做沒什麼意義的事，例如，完成計畫書且已列印之後還要再增刪修改格式，或者漫無目的地開會，甚至會議陷入一再地議而不決、決而不行的不良循環。

　　這四個象限的職涯價值，是一般用來衡量自身在職場表現良窳的一把尺。但如同公司或個人的資產，可以分為有形或無形的

資產，比如公司的智慧財產權、特許權、品牌、人力資源、客戶資料、企業文化、專案等都可以算是無形資產。因此，職涯價值四個象限中的價值，還可以區分為有形和無形的價值。

價格是你所付出的 價值是你所獲得的

在進入職涯價值的「無形價值」這個主題之前，我先來分享「股神」巴菲特（Warren Buffett）講過的一段話。他在《看見價值——巴菲特一直奉行的財富與人生哲學》書中寫道：「你得做自己想做的事，選擇自己喜愛的工作——讓你每天早上起床就迫不及待想去做的工作。如果你只是為了履歷表的資歷好看，而一直從事自己不喜歡的工作，我會覺得你根本是瘋了。這不就像是等老了之後才享受性愛一樣？」

這段話的道理很簡單，就是要做自己喜歡的工作。這段老生常談的話，最核心

價格與價值孰輕孰重？從 1 到 2 到 3，你選擇什麼？

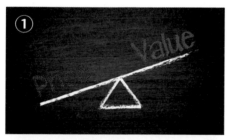
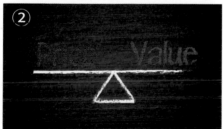
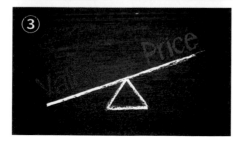

的觀點就在「價值」這兩個字。為了明白價值是什麼？我們先來分辨「價格」和「價值」的區別，答案是巴菲特最常被傳頌的一句話是：「價格，是你所付出的；價值，是你所獲得的。」（Price is what you pay. Value is what you get.）

準此以觀，價值至少代表兩種意義，一是「值多少？」這包含實質與心理上的收穫，都要計算；二是「值得嗎？」這和效率和本益比做連結，也要一併考量。先談「值多少？」這可用「價值＝利益－犧牲」或「價值＝品質＋價格」這兩種公式來計算，這也就是一般人認為的，如果我們能創造出「高品質＋低價格」的服務，那就代表「價值」很高。但若進一步談到「值得嗎？」似乎又有不同的邏輯思維。

想清楚 CP 值或 CV 值 再決定如何服務

在探討「值得嗎？」之前，我們先來瞭解何謂 CP 值及 CV 值。CP 值（Cost Performance）是指價格所提供的能力，CP 值愈高代表「物超所值」、「划算」、「高爽度」、「俗擱大碗」、「買到賺到」；CV 值（Cost Value）是指一分錢一分貨，CV 值愈高代表「能突顯個人品味」、「是否將錢花在刀口上」、「是否符合需求」。

以植牙為例，植一顆牙，38000 元和 20 萬元的差別在哪裡呢？若從 CP 值來說，當然是愈便宜愈好，問的是「值多少？」

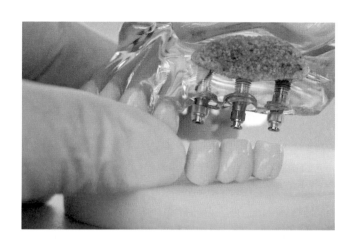

以植牙為例，CP 值來說，是愈便宜愈好，若講 CV 值，則有不同的考量。

若講 CV 值，那就不只考量價格而已，還包括了品質、品牌、設計、規格、心理滿足等因素，重點在於「值得嗎？」也就是說，牙醫師想要創造自身的職涯價值，就必須好好思考，究竟想要提供什麼樣的醫療服務？是 CP 值高的還是 CV 值高的？當然，為了避免顧此失彼，我們在做自我定位的同時，還得再從消費者（患者）的角度做換位思考。

顧客價值金字塔 創造職涯價值

在 2016 年 9 月號的《哈佛商業評論》上，貝恩（Bain）顧問公司兩位顧問發表一篇精彩論述，他們整合並總結了影響價值的三十項元素，還依據著名心理學家馬斯洛的人類需求五階層，改造出他們的四階層「顧客價值」金字塔──以人類（物質）需求為經，以人類（精神）意識為緯，類化成行為與行動力的基礎。

「顧客價值」4 階段金字塔 （取自《哈佛商業評論》2016 年 9 月）

```
                    4. 衝擊
                   社會的，
                  如：具自
                 我超越的
              （self-franscendence）

               3. 改變人生的，如：
              提供希望、自我實現感、
             具刺激性、傳家寶、歸屬感

              2. 情感上的，如：
          降低焦慮感、獎勵自己、懷舊的、設計美學、
         健康、具療效的、娛樂的、吸引力、獎章象徵性價值

              1. 功能性的，如：
      節省時間、降低風險、降低成本、減低勞力、品質、多樣性、
     簡單化、可賺錢、避免麻煩、有整合性、有連結性、具感官訴求
```

　　舉例來說，一名青春期的女性患者找你矯正牙齒，你除了幫
她做好矯正，讓她的咀嚼功能變得正常、滿足了臉部美觀的需求，
還透過矯正過程讓她更有自信心，甚至鼓勵她朝自己喜歡的科系
去努力，後來她自我超越，如願考上了理想的科系。

　　再比如，你是位牙醫系五年級的學生，除了照顧好日常的課
業之外，還積極參與系學會活動，籌辦系學會聯合幹部訓練，熱
心社會服務工作，到偏鄉教導孩童、老人正確的口腔衛生知識，
甚至加入牙醫義診隊，勇敢跨出去，到海外義診等。

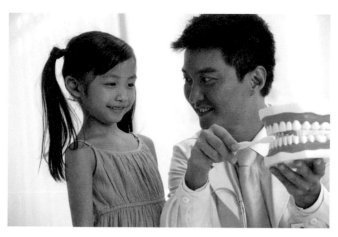

加入牙醫義診
隊、宣導口腔衛
生知識，是成就
他人也滿足自己
的價值體現。

　　曾有位牙醫系學生在接受媒體採訪時這麼說：「如果一直扮演著被感動的旁觀者，最後你會發現能感動的事情越來越少。」、「人生的轉捩點，往往可以找到自己生命的韌性與光輝。」、「一個醫生在真正要服務的地區是可以發揮十倍的價值。」

　　始於滿足自我的資產價值，終於成就他人的顧客價值，是做為一位稱職牙醫師職涯價值的最佳體現。至於要如何抉擇？端視每個人的價值觀了。

　　誠如匈牙利愛國詩人、民族解放運動的積極參與者裴多菲‧山多爾（Petofi Sandor）的詩：「生命誠可貴，愛情價更高；若為自由故，兩者皆可拋。」他認為愛情的價值比生命更高，可以為愛而犧牲生命；但自由的價值又高於一切，可以為自由而犧牲掉生命與愛情。這就是所謂的價值觀，因而有了選擇的優先次序。

　　在自我滿足與成就他人之間，你的抉擇，你著力的比重，將決定你的職涯價值！

NOTE

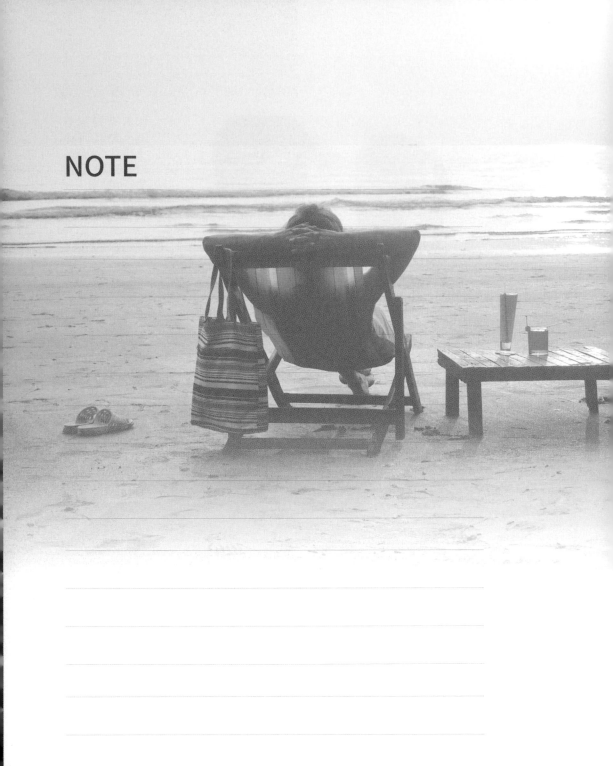

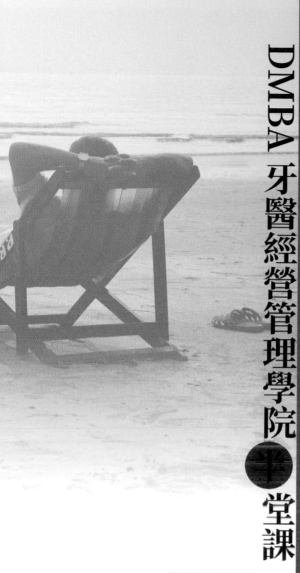

DMBA 牙醫經營管理學院 半堂課

1. 請分享，如果您在退休之前，
   您會如何計畫您的退休人生？
2. 請分享，牙醫診所最有價值的
   是甚麼？

字數不限
可以掃描附件 QR code 回答上述
問題，將可獲得免費線上課程及
參加大摸彩活動。

智創醫教學習【半堂課】誠您收穫更多
【半堂課】QR Code 使用方式及步驟：
1. 掃描 QR
2. 免費註冊、登入
3. 輸入折扣碼 20220529
可免費上課（線上課程 2 小時，價值 1499 元）
4. 留言（筆記、討論、成果分享或評價，皆可）
5. 完成後可參加摸彩，得大獎

曾明清
領航台灣牙醫數位轉型

文／邱文通

　　回首過往，得之於不少貴人的鼓勵與教導，讓來自鄉下的孩子有了自信心、增加了歷練、擴大了視野，如今已過耳順之年的明清牙醫診所曾明清院長始終抱持著一份感恩的心，並發願在牙醫的專業領域上盡己所能、回饋社會，能夠成為眾多他人的貴人。

　　四〇年代中期，出生在新竹竹東客家庄的家中長子，曾明清不僅標誌著當時台灣社會一股奮發向上的氛圍、客家人勤儉的特質，以及長子光耀門楣的抱負，而他都加以融合並實踐之外，更在執業之後，透過正確的口腔衛生教育來服務大眾、辦理網路線上教學來服務同業，籌組「AI數位牙醫」國家隊和「牙醫師鐸獎」來共同防疫、抗疫，讓自己成為別人眼中的貴人。

　　曾明清上有兩個姊姊、下有兩個弟弟。日式教育的父母親，

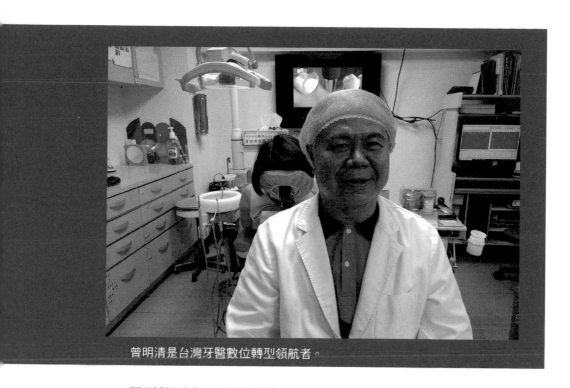
曾明清是台灣牙醫數位轉型領航者。

學歷都不高,更是「望子成龍,望女成鳳」。小時候家境不好,
父親為求更好的生計,毅然決然帶著包括曾明清在內的三個孩子
到台北打拚,「當時我十歲。北上讀書應該是我人生第一個轉折
點!」曾明清緩緩說道,家裡窮,父母認為只有努力唸書,才能
改變人生,「我不負父母的期望,從國中、高中,成績都不錯,
最後考上牙醫系。」

作文《養鵝記》 贏得老師的激賞

曾明清國中的功課表現優異,和老師發自內心的激賞與鼓勵
有很大關係。他回憶指出,國中一年級第一次作文課,題目好像

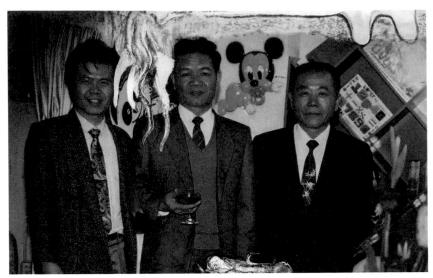

曾明清（左）與父親曾安榮（右）及舅舅梁榮茂（中）合影。舅舅苦讀有成，成為國策顧問和台大教授，是他的榜樣。

是自我介紹，他寫了小時候和奶奶相處情境的《養鵝記》，沒有華麗的詞藻，只是生動寫實地描述如何看著奶奶養鵝的實況，同時幽默地敘述他如何用雙手在鵝脖子上輕柔地上下按摩，協助牠吞下食物的動作，結果那篇作文獲得國文老師胡憲綱的青睞，不僅讚譽有加，還公開給全班同學，甚至推薦他去參加演講比賽，「這讓我受寵若驚，也因而產生了無比的自信心，自此之後功課突飛猛進，最後國中三年的總成績是全校第二名，並如願考上建國中學。」

曾明清記得，這位讓他終身感念的胡憲綱老師，當年約六十來歲，是一年級的班導師，「老師是所謂來台灣的外省第一代，

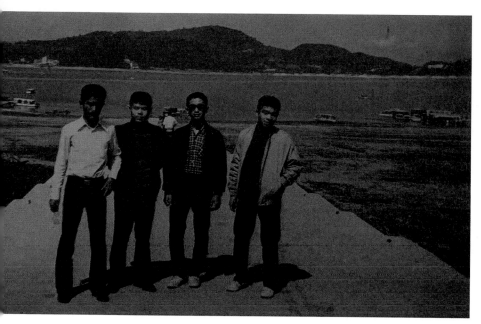

高中時期的曾明清（左二）與同學合影。

有著濃厚的鄉音，他上課時講的國語，我常常聽不太懂，但老師的公開讚許卻大大激勵了我，他是我人生的第一位貴人。」

國中二、三年級的導師李鈞俊老師，則是曾明清相處最久、至今難忘的老師。記憶中的李鈞俊老師，除了認真教學之外，還會挑選一些學生，跟他學國畫、學書法、打拳練劍，爬大山小山……，「老師真是多才多藝，甚至大膽到帶同學們去爬玉山，那時不知有多少父母親都嚇壞了呢！」

曾明清跟李老師一路學國畫到大學畢業。大學時代，擔任國畫社長期間，還邀請老師當社團指導老師。「學國畫，對我日後當牙醫師所要具備的美學素養有很大的幫助；老師教學熱誠，對

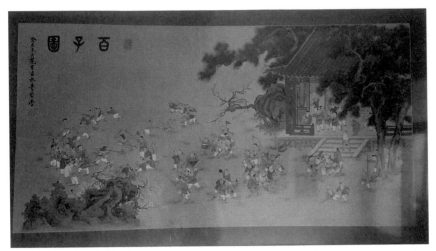

曾明清醫師早期的國畫作品,非常專業,但他停筆多年,期待退休之後再試試。

我日後事業的經營也有深遠的正面影響。」曾明清娓娓道來:「李鈞俊老師更打開了我的視野,也是我的貴人之一。」

因視力不佳 選擇醫務管理

　　曾明清功課好,固然讓父母親放心,但可能是遺傳自媽媽的,從國小開始就深度近視,卻讓倆老既擔心又費心。到台北之後,父親常常辛苦帶著他四處看眼科。一直到大學,還常跑大醫院手術開刀(視網膜剝離),因為視力問題不用當兵,那時羨煞不少人,可是他一點兒也不開心,因為牙醫師看診時需要長時間、近距離在強光下聚精會神,為了讓自己的職業生涯不因過度使用眼力而失明,開業後十分在意保護眼睛,盡可能多請人手幫忙,因

而採取聯合執業，希望透過分工，降低看診壓力及風險。「恐懼失明的思維，讓我從此踏上醫務管理之路，是我人生最重要的轉捩點。」曾明清說出這段話的語氣裡透著堅信和篤定。

1984 年，曾明清開業沒多久，就聘請了幾位學弟妹一起工作，當時病患不多，也沒有勞健保，如何讓大家有病人可看，有基本收入，可說是大問題。當老闆很辛苦，員工人來人往，診所好像是職業訓練所，虧錢的居多。

當時經營牙科不易的客觀事實，加上先天性的眼睛不好，讓曾明清深知，他的牙醫事業不能單打獨鬥，需要組織一個強而有力的團隊，才能發揮經營效益，因此，他要加強組織領導與人際溝通的專業知能，同時要營造一個優質聯合診所，好讓聘任的合作醫師可以發揮所長，安心看診。於是，從 1986 年起，他開始四處聽演講、學管理，甚至花大錢請診所經營管理顧問分析問題、解決問題。

印象最深刻的是企管顧問師施滿室先生，年約四、五十歲，弟弟也開牙醫診所。「從 1987 至 1993 年期間他協助我，可以說是我診所經營管理的啟蒙老師，也是我的貴人之一。」施滿室當時所指導的許多管理制度還沿用至今。

之後，曾明清開過三家小型連鎖診所、發展 108 家策略聯盟合作診所。1999 至 2003 年，接受台大及北醫大醫務管理學的正規訓練，並以 45 歲高齡取得 MBA 碩士學位。「學醫務管理，雖未讓自己帶來很多實質的財富，卻幫助自己的視野、胸襟開闊了

許多，牙醫生涯也豐富了許多。尤其，在人生的智慧，心靈的財富方面，收穫遠超過預期！這些或多或少都受到施滿室的啟迪。」

　　在開業前十年的這段時間裡，曾明清頻頻到企管顧問公司上課學管理，但自己不看診，到處趴趴走取經學習的經營方式，不僅無法獲得家人的認同，還因而斷送一個美好的婚姻，「這是我人生中的第一個挫敗，但我並未因此放棄理想。」

遇見心靈導師 改變了人生觀

　　正當徬徨無助的時刻，他遇見了「心靈導師」──卡內基資深講師郭志鵬。在郭志鵬老師引導之下，他開始學習一些人際關係與溝通，還有家庭生活如何和諧、工作生命如何平衡，以及心靈成長修行之類的課程，因而改變了人生價值觀。

　　「凡事的發生必有其善意，對自己有正面的幫助」；「老天有時喜歡跟人開玩笑，在給你好的之前，會先給你壞的，讓你歷經磨難之後，再給你好的禮物，你就會加倍珍惜它！有時事業經營也是如此。」郭志鵬的金句給了他很大的啟發。果不其然，1995 年曾明清建立一個新家庭，也開始重視工作與家庭的平衡。

　　感恩得之於無數貴人的協助，加上為醫者乃懸壺濟世的信念，還有如何發揮口腔健教的最大效益等，曾明清開業至今，不斷發揮創新、創意精神，全力投入口腔保健教育（OHI），希望幫助病患了解口腔保健的重要，進而達到預防勝於治療的目標。

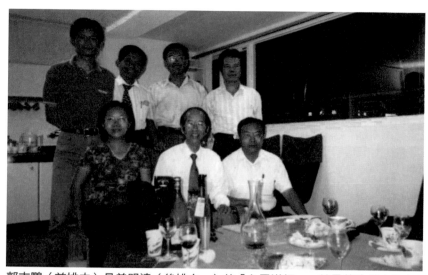

郭志鵬（前排中）是曾明清（後排右一）的「心靈導師」，給予他許多人生上的建議。

　　這些作為包括：首創全民口腔健康頻道（OHIMEDIA）、製作空中牙醫診所節目；開發「會說話的玻璃牆」院外口腔衛教系統；效法水滸傳英雄好漢之行俠仗義精神，號召全台 108 家牙醫診所專家，組成「快樂 108 牙醫聯盟」，協助更多民眾提升口腔健康；2006 年投入巨資，開發台灣牙醫第一個數位學習平台「OHI 網路學堂」，樹立台灣牙醫教育史上一個新的里程碑；2020 年籌組「AI 數位牙醫」國家隊……。

　　曾明清說，從針對一般民眾做口腔衛教，到服務牙醫師同業，孩子的心聲其實是背後的推手，「2005 年，小兒子 4 歲生日，他說他的生日願望是，爸爸不再是個『沒有星期天的爸爸』，這句話讓我驚覺虧欠家人太多了。於是，第二年創立了 OHI 網路學堂，

就是希望能幫助自己和其他牙醫同仁，能兼顧家庭生活及繼續進修，透過數位學習方式，快樂地分享國內外牙醫前輩、專家的成功經驗。」

2020 年新冠肺炎疫情席捲全球，台灣也不例外，曾明清發起「AI 數位牙醫」國家隊，召集 108 位牙醫菁英，準備以台灣優勢的牙醫人才暨資源，協助因新冠疫情重創的國內外民眾甚或國家，發揮人溺己溺的精神。

依照「AI 數位牙醫」國家隊計畫，短期目標是：全民抗疫大作戰，口腔保健最重要；減少社區傳疫情，遠距醫療做前鋒；到宅牙醫不打烊，自主管理一口發；停診停課不停學，AI 牙醫做得到。中長期目標是：協助牙醫診所解決營運困境、傳統牙醫產業數位升級轉型，並透過各界的資源整合，發揮台灣 AI 數位牙

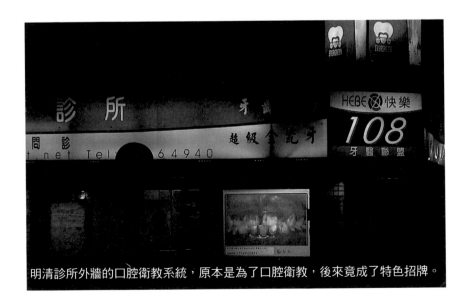

明清診所外牆的口腔衛教系統，原本是為了口腔衛教，後來竟成了特色招牌。

醫軟實力，開發國際市場。

曾明清表示，根據這項計畫所擬定的防疫作戰策略，是兵分三路、分進合擊。第一路以「到宅牙醫」當先鋒，決戰病毒於院外；第二路以「數位牙醫」當中軍，協助傳統牙醫院所數位升級，運用 AI 科技，減診、分流，建構堅強防護網，以保護自身與患者的健康安全；第三路集結全台灣的牙醫菁英，組成「O2O 線上學習」講師團隊，快速培訓 AI 數位牙醫人才，提供前線兵力。

台灣「AI 數位牙醫」國家隊（AIDD.tw）成軍以來，牙醫界熱忱響應，超過 50 位牙醫講師自願加入，擔任線上學習種子講師，分享與傳承他們的專業知識與經驗，傳遞牙醫新知，提升牙醫水準，造福患者。這些種子講師所錄製的課程超過 100 小時，近 1000 位牙醫師在線上學習，獲益良多。

為了感謝種子講師的貢獻，曾明清在 2020 年 9 月 27 日舉辦第一屆「數位牙科」師鐸獎頒獎典禮，為牙醫界留下這創新啟後的史頁；第二屆「數位牙科」師鐸獎預計明 2022 年教師節舉行。在在顯示曾明清的理想性及其在牙醫界的強大人脈。

開辦 OHI 網路學堂 著力最深

其中，曾明清最為津津樂道的志業——「OHI 網路學堂」，則源自於他曾經歷婚姻失敗、強烈體會到家庭重要的「產品」。

辛勤努力上班的目的，無論賺錢多寡，不正是為了下班後能

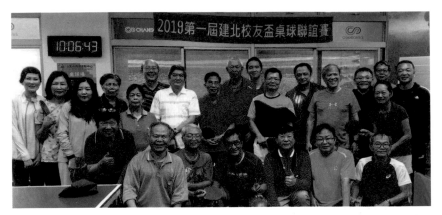

曾明清（前排左一）經歷過失敗，但現在已找到方法讓工作與生活平衡。圖為
2019 年由他主辦辦的建中北一女校友盃桌球聯誼。

提升家庭的生活品質，享受溫馨、幸福的親情關係嗎？然而，許
多年輕的牙醫師開業後，不但要兼顧現實生活，養家活口，又要
提升專業技術以面對殘酷的競爭，得犧牲假期，不斷開會上課，
夜以繼日，疲於奔命！這樣的生活是曾明清二十多年前的寫照。

　　中生代的牙醫師生活也不輕鬆，上有高堂下有妻小，高額的
子女學費、房貸，逼著自己像陀螺般不斷打轉。面對專業技術與
時俱進，高科技儀器設備推陳出新，為了不甘於後浪推前浪，前
浪死在沙灘上，在輸人不輸陣的壓力下，許多診所於是大肆裝潢，
投資不落人後，開設旗艦店宛如軍備競賽。

　　由於健保諸多限制，收入只能視為底薪，然而高獲利、高風
險的植牙技術令人又愛又怕，到底該不該投入，曾明清當時也猶
豫不決。深怕稍一不慎引發醫療糾紛，一生的心血白流，還可能
身敗名裂。在這充滿矛盾、惶恐與不安的日子裡，牙醫師如何能

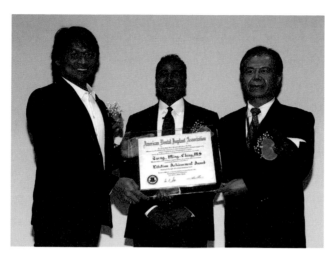

曾明清醫師（右）榮獲美國植牙醫學會（ADIA）終身成就獎及ADIA台灣總會會長。（中）為ADIA總會會長Dr. Aru、（左）ADIA亞太地區會長陳俊龍醫師。

奢談快樂、幸福呢？

　　有位智者曾說過：獲得幸福的方法有兩種，一種是用金錢去買你喜歡的東西；另一種是用智慧去欣賞你所擁有的東西。因此，在開業後的第二個黃金十年，曾明清做了重要決定：創立「OHI網路學堂」，希望能快樂地分享國內外牙醫前輩、專家的成功經驗，企圖提供許多大師的智慧，幫助牙醫師學習經營事業、品味生活的「Know How」，更要協助他們獲得美好人生的「Know Why」。

　　2006年成立的「OHI網路學堂」，同時也是2010年4月18日正式成立的台灣牙醫數位學習學會前身，曾明清都是創辦人，為台灣牙醫教育史上豎立了一個重要的里程碑；2013年建置台灣第一個牙醫電子書城「OHI網路書城」，緊接著2015年「OHI網路學堂」擴大營業，升級為「OHI數位牙醫學院」，成為透過

手機、平板皆可線上和線下（O2O）學習的互動式數位學習平台。

在 2020 至 2021 年新冠肺炎期間，「OHI 數位牙醫學院」全新改版，增加線上直播功能，並獨家研發「OHI 超級行事曆」，協助許多牙醫師及牙醫助理，不必出遠門在家也可修學分，解決每六年需要繼續教育 120 學分，才能換照的痛點，同時發揮在線上學習平台終身學習的最大價值。「OHI 數位牙醫學院」目前是亞太地區最大的牙醫線上學習平台，未來將以發展成為「OHI 全球智慧牙醫學習平台」為目標，讓台灣傑出的牙醫技術與人才，能在世界舞台發光發熱。

也許每個人隨著年齡漸長，就會開始思考如何接班、傳承的問題，曾明清也不例外。他希望集結一群有志一同的牙醫資深專家，甚至網羅業外的經營顧問，組成一個「DMBA 優質牙醫診所

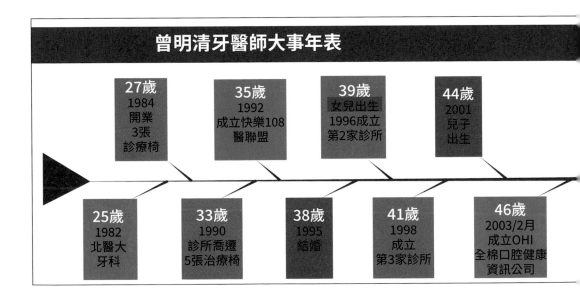

曾明清牙醫師大事年表

25歲
1982
北醫大
牙科

27歲
1984
開業
3張
診療椅

33歲
1990
診所喬遷
5張治療椅

35歲
1992
成立快樂108
醫聯盟

38歲
1995
結婚

39歲
女兒出生
1996成立
第2家診所

41歲
1998
成立
第3家診所

44歲
2001
兒子
出生

46歲
2003/2月
成立OHI
全棉口腔健康
資訊公司

經營顧問班」，幫助一些有緣的年輕牙醫朋友，少走些冤枉路，快速找出成功之路，做一位快樂的牙醫師。

許多同儕朋友都已經退休或半退休，享受著含飴弄孫，遊山玩水的逍遙生活，也常常笑曾明清：為何要這麼執著想不開？甚至組成什麼「AI數位牙醫」國家隊？「但，我是真心希望幫助傳統的牙醫診所能夠數位轉型，讓民眾享受高品質高效率的牙醫服務，同時也幫台灣的牙醫產業在世界發光發熱，幫助自己也能幫助別人，這樣豈不是功德一件，而我的牙醫生涯之路，也才過得有價值、有意義！」

能夠成為眾多他人的貴人，是曾明清的願望。「未來對我來說，還是充滿著無限期待！」因眼力不好而走出牙醫世界另一片天的他，望著遠方喃喃說道。

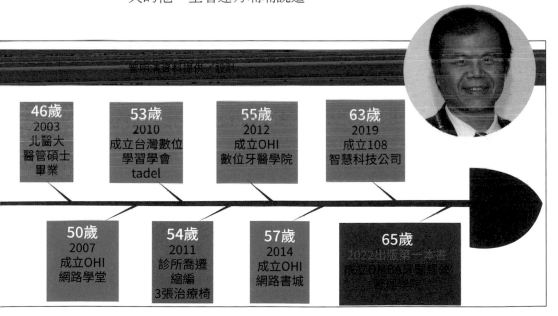

曾明清資料提供／設計

| 46歲
2003
北醫大
醫管碩士
畢業 | 53歲
2010
成立台灣數位
學習學會
tadel | 55歲
2012
成立OHI
數位牙醫學院 | 63歲
2019
成立108
智慧科技公司 |
| 50歲
2007
成立OHI
網路學堂 | 54歲
2011
診所喬遷
縮編
3張治療椅 | 57歲
2014
成立OHI
網路書城 | 65歲
2022出版第一本書
成立DMBA牙醫經營
管理學院 |

01 章元宇宙時代的牙醫

◆作者陳君毅，2021 年 10 月 29 日《數位時代》，專文〈Facebook 改名 Meta ！讓祖克柏、黃仁勳熱血沸騰的大趨勢，Metaverse 究竟是什麼？〉。

◆作者黃萬騰，2022 年 2 月 21 日新北市牙醫師公會出版《牙醫元宇宙專刊》，專文〈GP 牙醫師的元宇宙力〉。

◆作者黑咖啡聊美劇、龍貓大王、雀雀、飽妮、Popo 和 Faith Su，2019 年 5 月 28 日《GQ》，專文〈黑科技神劇《黑鏡》第五季重磅回歸！那些年我們最愛的 5 集《黑鏡》你都追上了嗎？〉。

◆ 2022 年 3 月 13 日《動脈網》，專文〈虛擬現實、數字孿生……醫療元宇宙場景有哪些應用？〉。

◆作者 36 氪，2021 年 9 月 30 日《MdEditor》，專文〈元宇宙醫療，或許比元宇宙來得更早一些〉。

◆作者吳漢章，2021 年 11 月 24 日《財訊月刊》，專文〈期待台灣第一個元宇宙醫院〉。

◆作者物聯網，2020 年 4 月 27 日《數位時代》，專文〈力抗新冠疫情！「數位分身」如何讓醫療應用再進一步？〉。

◆作者邱冠明，2021 年 11 月 26 日《遠見雜誌》，專文〈從元宇宙，看遠距醫療的未來〉。

02 章 VR、AR 大展身手

◆作者 VR 幼幼班，2015 年 10 月 8 日《INSIDE》，專文〈一次搞懂虛擬實境 VR、混合實境 MR、擴增實境 AR〉。

◆作者 Ryan，2016 年 6 月 28 日《INSIDE》，硬塞科技字典〈什麼是 VR 虛擬實境／ AR 擴增實境／ MR 混合實境？〉。

◆作者張美玲，2019 年 1 月，國立臺中教育大學數位內容科技學系碩士在職專班 碩士論文〈360 度虛擬實境影片閱讀模式之沉浸經驗探討—以 Cardboard 與 Monitor 為例 Discussion on the immersive experience of 360 degree Virtual Reality film reading mode — Take Cardboard and Monitor as an example〉。

◆作者吳碧娥，2016 年 8 月 10 日《北美智權報》，專文〈不只遊戲夯！VR 技術打造醫療新利器〉。

◆作者陳明陽，2022 年 3 月 3 日《數位時代》，專文〈VR 助醫師「練刀」，幫熟悉機器人輔助手術系統〉。

◆作者郭靜蓉，2022 年 2 月 17 日《數位時代》，專文〈成大 VR 沉浸式手術攜手新創，非洲也加入試用〉。

◆作者湯其暾，2017 年 5 月 21 日《元氣網／聯合報》，報導〈虛擬實境結合實地解剖實驗 醫學生訓練手術有請 VR 老師〉。

◆作者騰訊科技，2022 年 03 月 15 日《MdEditor》，專文〈XR 技術不僅能創造出元宇宙，還能改變這項人人關注的龐大產業…〉。

◆作者 TrendForce 集邦科技，2018 年 8 月 20 日《科技新報》，專文〈脊椎微創手術再傳捷報，Augmedics 導航系統運用 AR 推進以色列臨床試驗〉。

◆作者韓婷婷，2021 年 12 月 2 日《中央社》，報導〈明基佳世達打造 AR、VR 智慧醫療內容平台，應用元宇宙〉。

◆作者 Lin Greta，2020 年 10 月 13 日《medicalvr.vive.com》，專文〈HTC DeepQ 首度於台灣公開展示 VR 藥物開發平台 Nanome〉。

◆作者吳國棟，2021 年 12 月 2 日《經濟日報》，報導〈醫材教育訓練系統解方，亞果生醫搶搭元宇宙列車〉。

◆作者白璧珍，2021 年 9 月 10 日《未來商務》，專文〈XR 大健康與醫療產業的十大應用商機〉。

03 章特殊牙材創新應用

◆作者賴岳炫，2021 年 10 月 18 日《TAcc+》，專文〈醫

療器材產業趨勢：創新創業之機會與挑戰〉。

◆作者經貿談判辦公室，2018 年 06 月 14 日行政院，院會會議記錄〈新南向醫衛合作與產業鏈發展執行成果及展望〉。

◆經濟部工業局「主題式研發計畫——數位牙科產業整體式服務輔導計畫」

◆作者李至文，2020 年 12 月 4 日《波新聞》，企劃專文〈數位牙科產業成果豐碩 邁向智慧醫療新時代〉。

◆作者許正雄，2020 年 12 月 3 日《中華新聞雲》，報導〈數位牙科產業整體式計畫成果發表分享會〉。

◆財團法人台中世界貿易中心組團參加「2020 新加坡國際牙材展」徵展 DM

◆台灣精品網專版介紹「SimEx 牙科 AR 擴增實境訓練模擬系統」：https://www.taiwanexcellence.org/tw/award/product/109655.

◆台灣精品網專版介紹「S 牙科光固燈矯正版統」：https://www.taiwanexcellence.org/tw/award/product/109535.

◆台灣精品網專版介紹「ImplantMax 易牙工作站」：https://www.taiwanexcellence.org/tw/award/product/109529.

◆ 2020 年 12 月 18 日《中央社》，企劃專文〈人口高齡化、口腔健康意識抬頭，臺灣牙材劍指新興市場〉。

◆ 經濟部國貿局杜塞道夫台貿中心「2021 年科隆國際牙材展考察報告」：

https://www.trademag.org.tw/page/newsid1/?id=7850239&iz=6.

◆ 2022 年大台北國際牙材展官網（2022CTIDEC）https://greatertaipei-dental.org.tw/

◆ 2020 年 12 月 3 日《中央社》，企劃專文〈數位牙科產業成果豐碩 邁向智慧醫療新時代〉。

◆ 2021 年 12 月 23 日《DIGITIMES》，企劃專文〈艾瑞瓷口腔援引元宇宙願景 致力推動數位牙科生態系〉。

◆ 作者邱莉玲，2018 年 12 月 15 日《工商時報》，企劃專文〈法藍瓷跨足生醫 搶當全球首家 3D 列印瓷牙商〉。

◆ 作者徐谷楨，2018 年 8 月 20 日《經濟日報》，報導〈家誠醫材串連牙醫牙技，四年營收翻 16 倍〉。

04 章雲端大數據起風了

◆ Big Data Analytics in Healthcare: The 21st Century Revolution. Analytics Insight,2021/8/4.

◆ Pandemic drives big data in healthcare to S70B by 2025.

PCR,2021/5/7 .

◆ Health Providers Partner to Create Big Data Analytics Platform. Health IT Analytics ,2021/2/18.

◆作者張弘昌，2019 年 10 月 1 日《元氣網／聯合報》，報導〈結合 AI 人工智慧、大數據 透明牙齒矯正正夯〉。

◆作者黃書瑋，2021 年 11 月 8 日《DIGITIMES》，專文〈數位牙科搶攻她經濟 九年大數據會說話〉。

◆ 2021 年 7 月 27 日《EMBA 雜誌 420 期》，專文〈創兆生物科技公司 用數據打造更好的醫療體驗〉。

05 章智慧型牙醫新面貌

◆作者李映萱、李盛雯，2021 年 12 月 5 日《匯流新聞網》，報導〈印證大娛樂結合大健康營運理念 醫療科技強強聯合驅動智慧醫療 4.0〉。

◆台灣智慧醫療創新整合平台官網：https://www.hst.org.tw/tw/.

◆財團法人醫院評鑑暨醫療品質策進會官網：https://www.jct.org.tw/cp-30-7450-4c627-1.html.

◆ D Forum 2021 智慧醫療論壇官網：https://www.digitimes.com.tw/seminar/DForum_20211126/.

◆作者張瑞益，2021 年 10 月 12 日《經濟日報》，報

導〈SEMICON Taiwan 2021 智慧醫療線上論壇明日登場〉。

◆ 2021 年 12 月 23 日《DIGITIMES》，企劃專文〈科技賦能、產業升級 用智慧思維開啟醫療新時代〉。

◆ 2020 年 7 月 2 日《medium》，企劃專文〈直擊訪談結果 — 牙醫師對 AI 的三大期待〉。

◆社團法人國家生技醫療產業策進會官網：

https://ibmi.taiwan-healthcare.org/zh/news_detail.
php?REFDOCID=0q3tenqhlf5j5v92.

◆ FINDIT 官網【新創千里馬系列—FINDIT ＊ STAR】2020 年 10 月 21 日 專 文 介 紹：https://findit.org.tw/newsPage.aspx?pageId=1286.

06 章 數位轉型的終極

◆作者王賜麟，2019 年 08 月 26 日《工商時報》，報導〈資策會：數位轉型的三大階段〉。

◆作者艾瑞瓷精密股份有限公司，2020 年 12 月 24 日《台灣產經新聞網》，企劃專文〈牙科群募平台防疫產品表現亮眼 看診神器熱賣〉。

◆作者悅庭牙醫診所，2020 年 2 月 25 日《科技報橘》，企劃專文〈裝假牙不用等 2 週！數位創新的牙醫技術只要 1 天就搞定〉。

07 章：有效學習的方法

◆《金字塔原理：思考、寫作、解決問題的邏輯方法》，作者芭芭拉‧明托（Barbara Minto），譯者陳筱黠，《經濟新潮社》2007 年 6 月 15 日出版。

◆《邏輯思考的技術：寫作、簡報、解決問題的有效方法》，作者照屋華子、岡田惠子，譯者郭菀琪，《經濟新潮社》2008 年 7 月 3 日出版。

◆《第五項修練（全新修訂版）：學習型組織的藝術與實務》，彼得‧聖吉（Peter M. Senge），譯者郭進隆、齊若蘭，《天下文化》2019 年 8 月 16 日出版。

08 章：智慧學習四層次

◆《人間詞話七講》，作者葉嘉瑩，《大塊文化》2014 年 12 月 29 日出版。

◆ 稻盛和夫官網：https://www.kyocera.com.cn/inamori/philosophy/words50.html

◆《與成功有約：高效能人士的七個習慣》，作者史蒂芬‧柯維（Stephen R. Covey）和西恩‧柯維（Sean Covey），譯者顧淑馨，《天下文化》2021 年 6 月 30 日修訂再版。

◆《第 8 個習慣：從成功到卓越》，作者史蒂芬‧柯維（Stephen R. Covey），譯者殷文，《天下文化》2019 年 7 月 17 日出版。

◆《原子習慣：細微改變帶來巨大成就的實證法則》，作者詹姆斯‧克利爾（James Clear），譯者蔡世偉，《方智》2019 年 6 月 1 日出版。

09 章：奠定基礎青年期

◆作者謝蕙蓮，2007 年 8 月 9 日《聯合晚報》，報導〈部分牙醫系排名超越醫學系〉。

◆陳威廷、許敏溶，2012 年 8 月 7 日《蘋果日報》，報導〈台大牙醫首度贏成大醫科〉。

◆作者林曉雲，2019 年 8 月 9 日《自由時報》，報導〈醫學系排名首度改變！北醫首度勝成大醫〉。

◆作者潘乃欣，2021 年 8 月 31 日《聯合報》，報導〈二類組選系不選校 台大牙醫錄取分數首勝陽明醫科〉。

◆作者曾令懷，2022 年 1 月 18 日《Meet》，報導〈台灣牙易通完成近 9,000 萬元 Pre-A 輪募資！靠 AI 影像辨識強化牙周病治療判讀〉。

10 章 打造黃金壯年期

◆《精準提問的力量：問對問題，就解決一半的問題！》，作者法蘭克‧賽斯諾（Frank Sesno），譯者林力敏，《三采出版社》2018 年 2 月 2 日出版。

◆《看穿假象、理智發聲從問對問題開始：全球長銷 40 年 美國大學邏輯思辨聖經》，作者尼爾‧布朗（M. Neil Browne）、史都華‧基里（Stuart M. Keeley），譯者羅耀宗、蔡宏明、黃賓星，《商業周刊》2019 年 4 月 3 日出版。

◆李文義餐飲管理顧問部落格文章〈讓麥當勞成功的四個字母：QSCV〉，http://www.brp.com.tw/retail_tips/website/007_090101/007_408.htm.

◆作者徐重仁，2020 年 07 月 7 日《食力》，專欄〈向星巴克前總裁學經營：保持熱忱、一本初衷！〉。

◆作者遠見編輯部，2016 年 4 月 1 日《遠見雜誌》，企劃專文〈統一創辦人高清愿辭世！「三好一公道」精神永流傳〉。

11 章 善用資源橘世代

◆作者唐可欣，2021 年 9 月 29 日《風傳媒》，企劃專文〈展現橘色幸福力 台灣的長者開啟不一樣的新人

生〉。

◆報告人許明暉（衛生福利部國際合作組主任），2018 年 6 月 14 日提報行政院「新南向醫衛合作與產業鏈發展執行成果及展望」報告案。

◆作者彭芃萱，2019 年 2 月 27 日《今周刊》，報導〈投資被騙慘賠千萬！牙醫卯起來學理財，月收入從 10 萬躍升 100 萬，一年只要工作半年〉。

◆作者周倩漪，2022 年 3 月 10 日《醫學有故事》，專訪〈拯救荒野，先拯救荒涼的人心——李偉文，做一場荒野大夢〉。

◆作者吳孟瑤，2020 年 11 月 6 日《大人社團》，專訪〈牙醫作家李偉文：退休準備進行式，花最多心思的不是錢，而是好友〉。

12 章 閒情逸致退休族

◆《公視新聞 2011 年 8 月 2 日 報導〈醫師設退休年限？健保局宣稱違憲〉。

◆作者張嘉芳，2014 年 9 月 23 日《聯合新聞刊》，報導〈涉及歧視 / 限制醫師執業年齡 恐違憲法〉。

◆作者王善嬿、林宜樟，2019 年 8 月 4 日《自由時報》，報導〈人瑞醫顧 90 歲妻 獲頒嘉市模範父親〉。

◆作者陳雨鑫，2021 年 11 月 20 日《聯合報》，報導〈退休

力應變沙龍 / 落實健康準備 提升退休力關鍵〉。

◆作者陳雨鑫、沈能元、張瀞文、吳貞瑩、魏忻忻，2021 年 11 月 20 日《聯合報》，報導〈AI 演算 解析 6 退休樣貌〉。

◆《大器可以晚成：當世界沉迷年少得志，耐心是你成功的本事》，作者里奇·卡爾加德（Rich Karlgaard），譯者林力敏，《先覺出版社》2019 年 9 月 1 日出版。

◆作者林靜芸醫師，2022 年 2 月 24 日《良醫健康》，專欄〈為什麼 70 歲還不退休？林靜芸醫師的「不老哲學」：無齡的人，無論多老，都不叫做老〉。

◆作者吳佳憲專訪奚臺陽醫師，標題〈投身環保工作，展現醫師本色〉。

◆作者蔡亞樺，2019 年 8 月 4 日《自由時報》，報導〈北市牙醫師奚臺陽認助 5 清寒生〉。

◆作者劉正廷，2022 年 3 月 30 日《警政時報》，報導〈非典型環保公益家~奚臺陽牙醫師｜不爭之德與自由之心〉。

◆ Productive Aging in the Social Work Profession: A Comparison of Licensed Workers 60 Years and Older with Their Younger Counterparts,《Clinical Social

Work Journal volume 48》,Shulamith Lala Ashenberg Straussner& Evan Senreich,2020/1/28.

◆作者張瀞文,2020 年 6 月 6 日 《橘世代／聯合報》, 報導〈73 歲牙醫師精通 4 國語言 退而不休化身導覽員聊歷 史〉。

◆作者夏凡玉,2020 年 11 月 3 日 《橘世代／聯合報》,報 導〈牙醫作家李偉文：找出退休使命,投入志工讓人生充滿 正能量〉。

14 章 培養專業經理人

◆ 作者何飛鵬,2012 年 6 月 8 日《經理人月刊》,專欄〈什 麼是專業？〉

◆《創客創業導師程天縱的專業力》,作者程天縱,《商業 周刊》2018 年 12 月 6 日出版。

15 章 青銀合作與共創

◆國家發展委員會官網：https://www.ndc.gov.tw/Content_ List.aspx?n=695E69E28C6AC7F3

16 章 創造職涯的價值

◆作者陳雨鑫獨,2021 年 10 月 8 日《聯合報》,報導〈7 全台最大部會！心口確定分家,衛福部將設第十司〉。

◆《看見價值——巴菲特一直奉行的財富與人生哲學》，作者瑪莉‧巴菲特（Mary Buffett）、大衛‧克拉克（David Clark），譯者胡瑋珊，《先覺出版社》2007年7月31日出版。

◆作者張文隆，2018年12月10日《關鍵評論》，專文〈《價值觀領導力》：「價格 vs 價值」有公式推算〉。

元宇宙時代～
智慧牙醫的四堂半課
——從數位轉型到智慧學習

編　　著／曾明清
編務顧問／劉正廷
出　　版／有故事股份有限公司
總 編 輯／邱文通
主　　編／葉威圻、郭韋伶
美術設計／林雪盼
照片提供／全民口腔健康資訊有限公司
　　　　　有故事股份有限公司
　　　　　123RF 圖庫
行　　銷／葉威圻、林姮聿、郭韋伶
地　　址／110408 臺北市信義區基隆路一段 178 號 12 樓
電　　話／（02）2765-2097　傳真：（02）2756-8879
印　　刷／鴻霖印刷傳媒股份有限公司
地　　址／23584 新北市中和區中山路二段366巷10號6樓
總 經 銷／大和書報圖書股份有限公司
地　　址／242 新北市新莊區五工五路 2 號
出版日期／111 年 6 月 10 日
定　　價／新台幣 899 元

國家圖書館出版品預行編目 (CIP) 資料

元宇宙時代 : 智慧牙醫的四堂半課 : 從數位轉
型到智慧學習 / 曾明清編著 . -- 臺北市 : 有故
事股份有限公司 , 民 111.05
　面；　公分
ISBN：9786269579815（PDF）
1.CST: 牙科 2.CST: 數位科技 3.CST: 數位學習
416.9　　　　　　　111005177